へき地医療をめぐる旅

私は何を見てきたのだろうか

齋藤 学

三輪書店

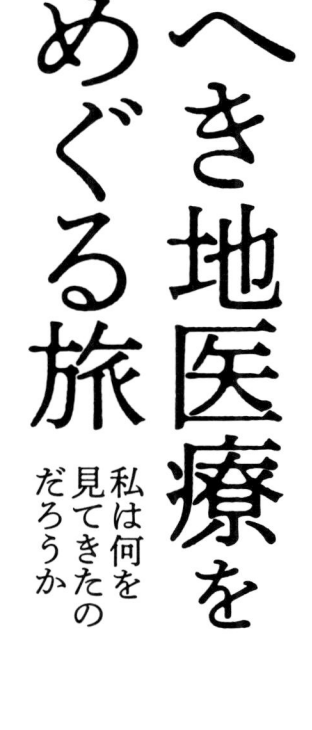

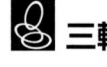

はじめに

沖縄で救急医として勤務していたとき、ドクターヘリで離島に行くと、患者を送る側の離島の医師のほうが、はるかに大変なことを知った。いつかは患者を送る側の医師、つまり離島で働く医師にチャレンジしてみたかった。

医師として一〇年目の二〇〇九年、チャンスは突然訪れた。人口二万四〇〇〇人の子宝の島、鹿児島県の徳之島に勤務することになった。それまでの一〇年間、救急医療や総合診療を勉強したつもりだった私だが、離島ではまったく歯が立たなかった。むしろ中途半端な医師が離島に赴任したところで迷惑にしかならないとさえ思った。それから内視鏡や予防医療、がんの治療から在宅医療と、自分の弱点を補うため初心に戻り研修に励んだ。

さらに鹿児島県で内視鏡のトレーニングをしていたときに、テレビドラマにもなった『Dr.コトー診療所』（山田貴敏作）の「ドクターコトー」のモデルでもある瀬戸上健二郎先生の代診を務めた経験から、地域を一人で切り盛りする医師が倒れたときに助けに行ける仲間を全国で育成しなければならないと感じた。これは、大学や総合病院、自治体という垣根を超えた取り組みになると思った。

研修が盛んな沖縄県で働いていた頃、「医学教育は研修医のためではない、国民のためだ」ということを教わった。以来、次の三本柱が私の夢であり、目標となった。

一、離島・へき地で働ける医師になること
二、離島・へき地で働ける医師を育てること
三、離島・へき地で働ける医師を支援すること

災害のときは、医療者が被災地に行く国によるシステムがあるにもかかわらず、離島・へき地の医師が倒れても、行く人がいない、もしくは人を探す手段が個人に依存している。それ自体が問題だと思う。もちろん、急に「離島に行け」と言われても、離島で一人前に働けるような医師が少ないことも問題だ。

医師一人でがむしゃらに働いたところで、できることは限られている。また、経験の浅い医師が一人前に成長しても、仲間を増やせる指導者に成長するまでには相当な時間がかかってしまう。離島・へき地のような圧倒的に医療資源が不足している地域の支え手を増やすためには、「離島・へき地で働く医師を育てる指導者を育成する」のが近道だと思った。

では、この三つの夢を実現するために、どうしたらよいか。

ティーチ・フォー・アメリカという教育課題を抱える地域に優秀な教師を育てて送り込むNPO（特定非営利活動法人）がある。このティーチ・フォー・アメリカは、アメリカでは大企業であるグーグルやディズニーと並び、就職希望率は常に上位に入っている。期間限定の教育課題を抱える地域での経験は相当な財産になるようで、任期終了後は有名企業や国の中枢機関に入り、現場のリーダーに成長していくようだ。日本でも、二〇一三年にティーチ・フォー・ジャパンが立ち上げられたことを新聞紙面で知った。

「これだ！」

私は、その「医療版」をつくろうと思い、ティーチ・フォー・ジャパンに直接うかがい、そのノウハウを教えていただいた。「とにかく人が集まりたくなるようなしくみづくりが必要だ」と教えてもらった。そして二〇一五年四月、世界最高のへき地医療トレーニングを展開している国から学ぼうと思い、世界中の研修プログラムを探し回ることとなった。

本書では、へき地で働ける医師になるには何が必要なのか、日本版の「へき地医療研修プログラム」がどのように生まれたのか、私が国内外を旅したときの様々な出会いを振り返りながら、紹介していきたい。本書を通して離島やへき地での医療に興味をもたれ、一歩を踏み出される方がおられれば何よりも幸いである。

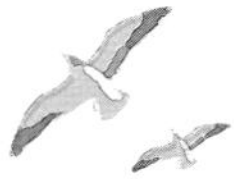

目次

第一章

オーストラリアとの出会い

台湾での前哨戦

へき地で働ける医師になるための研修プログラムを日本でつくりたかった。そのためには、世界最高のへき地医療トレーニングを展開している国から学ぶしかないと思った。といっても、どうしたらよいのかピンとこない。そこで大学の野球部の後輩で、日本で家庭医療をしっかり学んでいる福井謙（福島県・モミの木クリニック院長）に相談してみた。

「世界で一番盛んな家庭医療の学会って何かある？」

「齋藤さん、そりゃあウォンカ（ＷＯＮＣＡ：世界家庭医機構）（＊1）じゃないっすか？」

即答だった。そして二〇一五年三月に、ウォンカのアジア太平洋地区の集会が台湾で開催されることを知った。インターネットで検索した限り、へき地医療に関する情報や論文

は、主にアメリカ、カナダ、オーストラリア、イギリス、の四カ国から出されていた。台湾での集会は「アジア太平洋地区」ということから、そのオーストラリアからもへき地の医師たちが多く集まるに違いない。すぐに申し込んだ。

学会会場は台北の中心地にあり、ものすごく大きかった。大勢が受付で並んでいる。プログラムをみると、ひとつだけ「へき地」に関するセッションがあったので、のぞいてみた。台湾の医師が山奥での移動型クリニックについて発表していた。急いで今回の学会用に間に合わせた、手づくりの名刺を手渡した。相手の名刺には「許釗諭」と書いてある。泌尿器科から転向して家庭医になったという。読みかたをたずねてみた。

「シューチャオユー」

発音に四苦八苦している私をみて「サトシと呼んでくれ」という。「諭」という字は「サトシ」と読むこともあるから、「そのほうが日本人にはなじみがあるのでは」とのことだ。出会ってすぐに「サトシさん」と呼ぶのもちょっと恥ずかしかったので、しばらくは「許《きょ》

（＊1）ウォンカ（WONCA：世界家庭医機構）：ここではWorld Organization of Family Doctors（世界家庭医機構）のAsia Pacific Region（アジア太平洋地区）の集会を指している。定期的にアジア・太平洋の地域で開催される。二〇一九年には京都で開催された。

先生」と読んでいた。

午後からのセッションでは、モンゴルの家庭医ソニン・ソドゥブがまぶしく光を放っていた。俳優の松方弘樹のような風貌で、モンゴル相撲で鍛えたかのように体格がよい。老年医学のセッションの座長を務めていた。モンゴルは一度行ったことがあり、親近感があった。モンゴルのへき地医療ってどうなっているのか、想像がつかないぶん興味をそそられた。セッションが終わった後、名刺を持って話しかけにいった。モンゴルは昔は社会主義国家だったので行政の役割分担がしっかりしているらしい。またモンゴルでは医学部を卒業したての若い医師は、家庭医としてへき地に赴任しなければならないらしい。

「モンゴルのへき地に行ってみるか?」と聞かれたので、「はい、行ってみたいです」と子どものように返事をした。

しかし、肝心のオーストラリアからの医師に出会えない。唯一見つけられたのは、ウォンカの会長をつとめるマイケル・キッドだけだった。彼は背も高く有名人なので、ひときわ目立つ。常に周りを人が取り囲んでいて、話せる気配がない。オーストラリアの都市アデレードにあるフリンダース大学の医学部長（当時）だ。ちょうど地下鉄のホームで関係者と話し合っているのを見つけた。

「オーストラリアのへき地医療のしくみを知りたいんですが…」

唐突な質問にもかかわらず非常に丁寧な応対だった。いろいろ説明してくれたのだが、緊張のあまり「オーストラリアにはどうも総合診療学会（RACGP）とへき地医療学会（ACRRM）の二つがあるらしい」ことくらいしか頭に残っていない。

台湾の学会そのものは家庭医療に関する話題で、救急出身の私には目新しいことばかりでおもしろかった。日本からの参加者も多く、長崎と鹿児島の離島やへき地で働かれている先生方の仲間に入れていただき、日本の状況もうかがうことができた。しかし、台湾まできたのだから、とにかくオーストラリアの情報が知りたい。その後も探し続けたが見つけることはできなかった。

学会もいよいよクライマックスを迎え、後は懇親会を残すのみとなった。懇親会の会場は披露宴でよく見る丸テーブルが並んだ形式だった。知り合った日本人の参加者と同じテーブルについた。私の左隣の席はまだ空いている。

私はその席に「オーストラリアの先生よ、こい！」と強い念力を送っていた。すると向こうから近づいてきたのは、インド系の人だった。「ああ、万事休す」心のなかでつぶやいた。

でもニコニコした優しそうな人だ。わざわざ私の隣に座ってくれるのだから、歓迎しよう。挨拶代わりに名刺を交換した。

「Ramanathan Narendranathan です」

聞き取れないし、名刺に書いてある名前は長くて読めない。まいった…。困っている私の顔をみて、「ナレンと呼んで」と言った。

私も質問した。

「どこの国からいらしたんですか？」

「メルボルンです」

「えっ、まさかオーストラリアの？」

「はい。オーストラリアのメルボルンからきました」

なんという奇跡。オーストラリアへの扉が開けられるかもしれない。ナレンはメルボルンで働くＧＰ（総合診療医）（＊１）で、総合診療医のグループで開業をしている。生まれはスリランカで、救急医として働いた後、もう三〇年も前に、オーストラリアに移ってきたそうだ。息子さんも総合診療医だ。懇親会の食事には目もくれず、私はナレンのほうを向きっぱなしで話を聞いた。ナレンも食べにくかったことだろう。翌月に私がクロアチアで開催されるルーラル・ウォンカ（ＷＯＮＣＡのへき地医療バージョン）に参加することを伝えると、ナレンが学会に連絡をしておいてくれるという。

「何てよい人なんだ！」

今後どんな展開になるかはわからないが、その夜はナレンの名刺を握りしめて鼻歌交じりでホテルに帰った。

クロアチアでも探し続ける

台湾での前哨戦から一カ月後の二〇一五年四月、私はへき地医療の研修プログラムを求めて、クロアチアに飛んだ。世界中から、へき地で働く医師が集まる学会であるルーラル・ウォンカ。開催地は世界遺産でも知られるクロアチアのドゥブロヴニクだった。青い海と白い壁。ヨーロッパのリゾート地に一人降り立ち、この空気に入っていけるのか？という一抹の不安もあった。

会場に入ると、ますますその不安が強くなった。アジア人がほとんどいなかった。しかし、クロアチアまできて引き下がるわけにはいかない。海を泳ぐかのように参考になる発表はないか探し回った。しかし、どの発表も具体的な話が多く、国のしくみやプログラム

（＊1）ＧＰ（総合診療医）：General Practitioner、外来を中心に働く総合診療医のこと。

などの概要を知ることは難しかった。よく考えたら当たり前だ。皆、自分たちの研究の成果を発表しにきているのだ。国のプログラムを説明している人など誰もいない。その窮地を救ってくれたのが、またしてもナレンだった。ナレンがオーストラリア総合診療学会（RACGP）の本部を介して、クロアチアにきているオーストラリアの医師を教えてくれたのだ。

「四月一六日、木曜日、午前一〇時四〇分からイーウェン・マクフィーの発表があります。部屋はアルゴシー・ルームです」

学会のプログラムに赤いボールペンでグルグルに印をして、その一〇分前に会場入りした。あたかも自分が発表するような緊張感で。

イーウェンはへき地での精神科トレーニングの必要性について、淡々と発表していた。終わってから、名刺交換をした。イーウェンの隣にはグラハム・エンブレンもいた。オーストラリアのGP（総合診療医）を教育する教育提供機関（Regional Training Organization：RTO、130頁「教育提供機関（RTO）」参照）の指導医だ。グラハムも総合診療医である。とはいえ、私がクロアチアにきた理由から、オーストラリアの何が知りたいかまで話すには、名刺交換の時間では短すぎた。

その後、カナダ、イギリス、ヨーロッパの国々の、様々な取り組みを聞くことができた。

アフリカのへき地医療も過酷そうだが、何だか楽しそうだ。しかし、圧倒的な存在感を放っていたのが、やはりオーストラリアだった。オーストラリアのへき地医療に力を入れているジェームス・クック大学教授のタルン・セン・グプタや、オーストラリアへき地医療学会CEOのマリタ・カーウィとか、迫力があり過ぎて「名刺をください」と言うのが精一杯だった。

ひとまずオーストラリアの関係者にも会えたし、ホテルのベッドでゴロンと横になった。すると一通のメールが届いていた。昼間出会った人たちの中にいたオーストラリアの若手の総合診療医、メラニーからだった。

「こんにちは。今日の夜、オーストラリアの仲間と食事に行きますが、ご一緒しませんか？　私の夫ジェリーは少し日本語が話せるので会いたがっています」

昼間は会場を駆けずり回り、英語で突撃しまくったので、正直その夜はそのまま休みたかった。しかし、ここで休んでは何をしにきたのだ！　と自分を奮い立たせて、待ち合わせのバス停に行った。すると、向こうから大柄で怖そうな顔の男性が歩いてきた。

「おーマナブ、私はエイマンだよ」

食事を共にするメラニーの仲間で、どうもオーストラリア総合診療学会のへき地医療部門のトップらしい。見た目はオーストラリア人っぽくなく、聞いてみるとエジプト出身だそうだ。元心臓外科医で、オーストラリアに移り住んで総合診療医になったらしい。会話するときの顔の距離が近く、圧倒され続けたが、私に一生懸命オーストラリアの実情を話してくれている。「オーストラリアのへき地医療は長い年月をかけて築き上げられてきた。（オーストラリア総合診療学会は）世界をリードしている学会だ。だから、おれたちを頼ってこい。何でも教えてやるから」

会っていきなりこの熱量なので、最初は何か裏でもあるのではないか？　とちょっと警戒した。しかし、その後の食事会で、それは私の勝手な取り越し苦労であることに気づかされた。そこにいた指導医、研修医、医学生、そしてその家族まで、昔からの知り合いのように語らいあった。食事の後は、総勢一二人でアイスクリーム屋に立ち寄って、アイスを食べながらバスでホテルまで帰ったのだった。

オーストラリアの周辺離島をサポートする男

クロアチアのルーラル・ウォンカでは、もうひとつ運命的な出会いがあった。ロックラン・マクアイバーだ。自身が運営するロケットシップというＮＰＯの代表を務めている。そのＮＰＯは、オーストラリアの東、南太平洋の離島諸国で、へき地医療のトレーニングをはじめていた。その発表に釘づけになった。私より年下だが、壮大なスケールをもった人物だ。

ロックランはオーストラリアのクイーンズランド州の「ミラミラ」というへき地で生まれた。母親は助産師で、父親を高校時代に亡くしていた。世界青年の船という内閣府の国際交流事業があり、オーストラリア代表として日本にきたことがある。そのため日本に興味があるし、アフリカやインドや東南アジアにも興味がある。常に世界に目を向けており、大きな時代の流れを見ている。一目会ったときから、ロックランと一緒に働いてみたいと思える雰囲気だった。

彼がサポートしているバヌアツは、オーストラリアの東側にある約八〇の島からなる国で、病院が二つしかない。その病院でも医師の確保が難しいため、救急外来は看護師が切り盛りしている。そして診療所も看護師が守っている。なぜならバヌアツには医学部がなく、医師になりたければ、フィジー、もしくは遠くキューバや中国の医学部に行く必要があるからだ。海外の医学部には国費で行くため、帰ってきた彼らは国のために一生懸命つくす。かなりモチベーションの高い若手の医師がたくさんいる。

ロックランと意気投合し、次はオーストラリアで会おうと固い握手を交わした。五月下旬にオーストラリアの都市ダーウィンで、へき地医療の集会があるから、そこにこないか？　と誘ってくれた。もちろん乗りかかった船だ。行かない理由はない。

オーストラリアに向けた作戦会議

クロアチアから帰国して一週間後、ロックランとテレビ会議をした。「ダーウィンで開催されるシンポジウムで発表をしてみないか」という打診だった。「自分は救急出身だし、へき地医療について詳しく知っているわけでもない。でも、がんばって準備するから、喜んで参加させてくれ」と伝えた。また、イーウェン・マクフィーからも「エメラルドにこないか」と言われたことも伝えた。頭の回転の速いロックランは続けざまに提案してきた。「せっかくオーストラリアにくるのであれば、オーストラリアの本当のへき地を見てほしい。レンタカーを借りて、オーストラリアのへそ、エアーズロックに近いアリススプリングスからダーウィンまで車で走れば体感できる」と言うのだ。「一五〇〇キロ走れば目的地のダーウィンに着く。ちょっと考えてみないか？」

言われるがままにオーストラリアへ

クロアチアでのルーラル・ウォンカから一カ月も経たないうちに、私はオーストラリアのクイーンズランド州にあるエメラルドという町にいた。

エメラルドは、想像以上のへき地だった。飛行機から見た大地は、赤土が一面に拡がっている。その中に、ぽつんと集落がある。驚きを超えて、頭が真っ白になった。こんな所でよく医療をやっているなと。隣の大きな町まで一〇〇〇キロ離れている。数字では理解できても、一〇〇〇キロは桁外れの遠さである。

イーウェンは外科手術も、帝王切開も、精神科も、小児科も、すべてこなすルーラル・ジェネラリスト（125頁「ルーラル・ジェネラリスト」参照）で、彼の元には多くの研修医が集まっていた。物静かな哲学者のような人である。「ドクターコトー」のモデル、瀬戸上健二郎先生にちょっと似通ったところがある。

滞在中、イーウェンは自分のことはほとんど話さず、私の考えている日本のへき地医療の研修プログラムで、どういうことを学びたいのか、そのためにどういうことが必要で、イーウェン自身にできることは何なのかを、常に聞いてくれた。物静かだが、底抜けの愛情を痛いほど感じる人だ。また奥さんのウェンディは安定感のある人だ。イーウェンのクリニックの事務職として長年で支えてきた。最近は学生の受け入れ担当もしている。

ウェンディから聞いた話では、イーウェンは五十歳までは診療一筋、現場だけの人だった。五十歳を超えてから急に医療のしくみや教育、政治に興味をもち、どんどん外に出るようになった。恐らく現場だけの医療に不十分さを感じ、しくみを変えるほうに足を踏み込んだのだろう。彼のまわりには、イーウェンズ・チルドレンともいうべき若者たちがたくさん育ってきている。彼らに現場は任せられるようになったので、しくみを変えるほうにシフトできたのだろう。

私を歓迎する夕食会には、たくさんの方々がきてくださった。主にエメラルド病院で働く医師、看護師、ほかの医療スタッフの人たちだ。非常に居心地のよい会だった。

イーウェンのリクエストで「日本のこれからのへき地医療」について話をした（写真）。イーウェンがツイッターにそのことを投稿してくれた。「He's our Japanese Rural Doctor」（彼は〈おれたちの〉日本人へき地ドクターだ）というイーウェン先生のコメントには、ぐっときた。

また、日本人がわざわざエメラルドにきたと、地元新聞「CQ News」が取材にきてくれた。翌朝にイーウェン先生が新聞の表紙をメールで送ってくれた。一面にデカデカと「ドクター・サイトウの夢、一歩現実に近づく」という記事に目が覚めた。

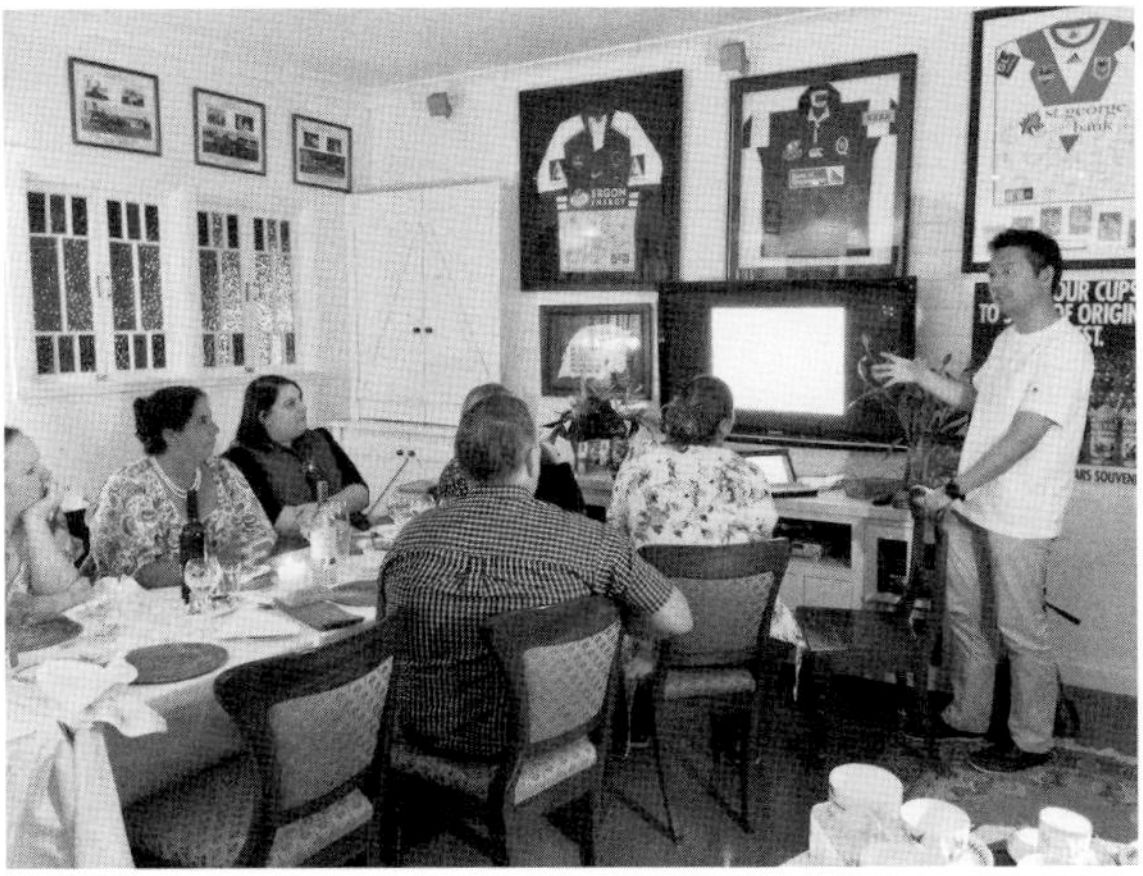
夕食会で日本のこれからのへき地医療について話す

病院のワークショップに参加

毎週水曜日は、イーウェンが町でひとつしかない病院（エメラルド病院）で教育をしている。若手医師向けの実技指導で、その日のテーマはオーストラリアに多い「皮膚がん」だった。

イーウェンが皮膚がんの診断や皮膚所見の診かたについて、そしてGP外科医（＊1）が手術適応や手術以外の対処法、そして詳細な皮弁形成術まで講義をした。非常に濃厚な内容だった。私も「入ってやってみたらどうだ」と勧められ、手袋をつけて

（＊1）GP外科医：外科系の専門的な資格（サブスペシャリティ）をもつ総合診療医を総称してProcedural GPと呼び、GP外科医のほか、GP麻酔科医、GP産婦人科医などがある。

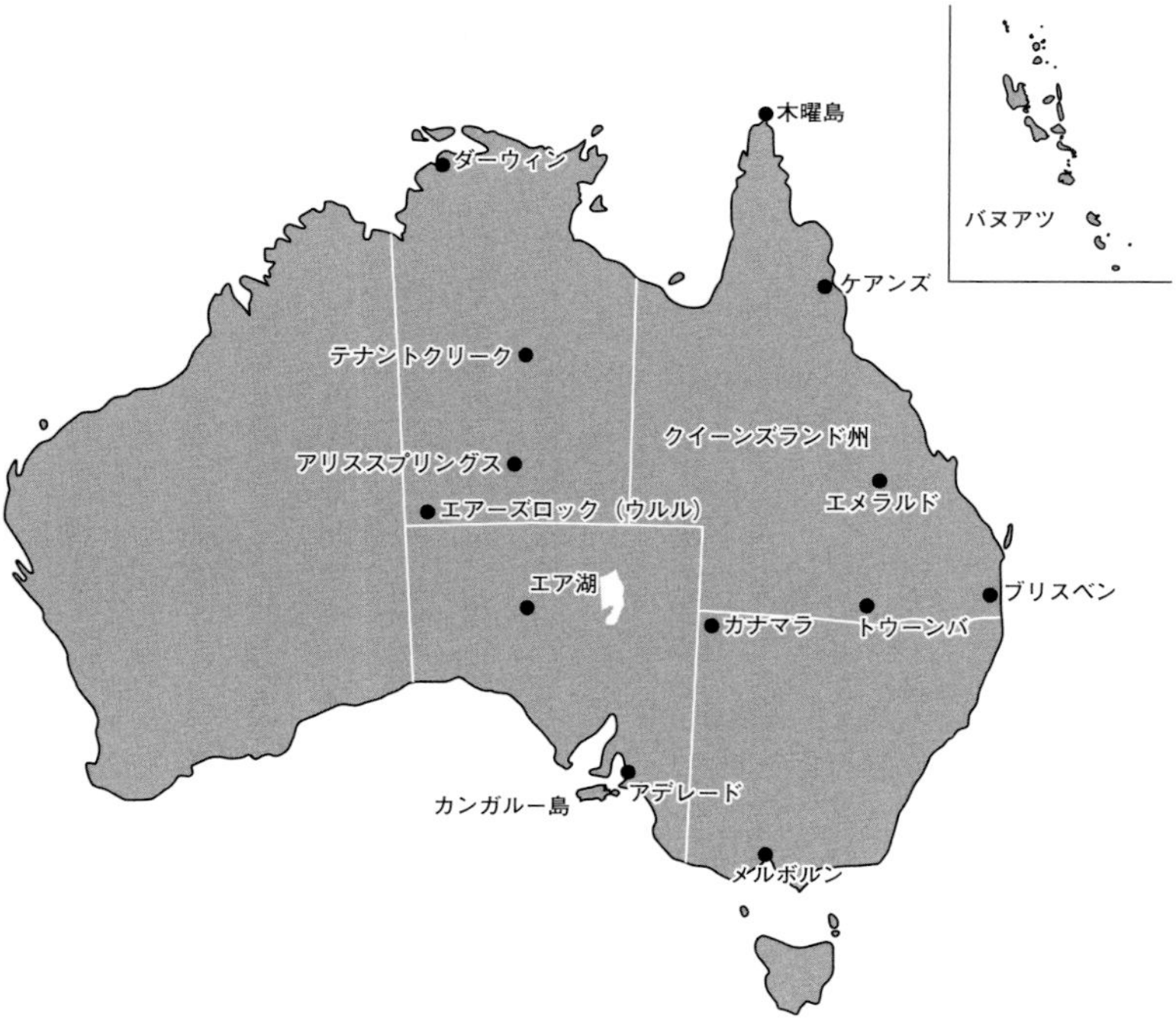

オーストラリアは広い

豚の皮膚を縫うというワークショップに参加した。私は当時一五年目の医師だったが、その倍以上のキャリアのある先生に手取り足取り指導してもらい、研修医に戻ったような気分を味わえた。イーウェンの幅広い知識には驚いた。皮弁形成術の教えかたも非常にわかりやすく、かなり実践的だった。

イーウェンのクリニックでは、ダーモス

コープ（皮膚病変を観察する特殊な拡大鏡）を用いる検査で皮膚がんのスクリーニングをしたり、外来で手術をしたり、液体窒素で皮膚疾患の処置をしたりもする。クリニックでは皮膚がんに遭遇する頻度はかなり高く、イーウェン自身も基底細胞がん（BCC）が鼻にできて手術で取ったという。ダーモスコープは聴診器や眼底鏡、耳鏡と同様、へき地で働く総合診療医には必需品であり、総合診療医の診察机に置いてある風景をよく見る。

へき地の帝王切開

へき地は、常に産科の問題を抱えている。エメラルドは子どもの数が多い。学校は複数あり、幸い教育には困っていないらしいが、年間四〇〇人の赤ちゃんが生まれる。GP産婦人科医のみ常駐するエメラルド病院だが、緊急帝王切開も、新生児の蘇生もある。

エメラルド病院の手術室は、都市部にある大病院のそれと何ら遜色はない。一般的な外科の手術はもちろん、予定帝王切開、皮膚がんの難しい手術など、総合診療医ができる手術、GP外科医ができる手術は二四時間対応できる体制になっている。飛行機でやってくる非常勤医師（＊1）による専門医の手術もある。

手術室のスタッフは、どんな科の手術でも基本的に対応できる、いわゆるジェネラルナースである。この看護師たちは、会うとわかるが、何ともいえない余裕を感じさせる。その静かな雰囲気は瀬戸上健二郎先生がおられた下甑《しもこしき》島の看護師たちを思い起こさせる。

だれが産科を診るのか

エメラルド病院で働いている総合診療医のアリソン・カービーは、エメラルドの牧場で生まれた。彼女はイーウェンの教え子で、四年目のレジストラ（＊2）であるが、一年間のインターン（初期研修）があるので、卒後では五年目となる（当時）。へき地で働くための総合診療医のパスウェイ（研修課程）に沿って研修を受けており、アドバンスド・スキル（＊3）研修は麻酔科を選択しているため、すでに帝王切開の麻酔も一人で行っている。

アリソンと同期のジェシカ・ゴーガンは、産婦人科のアドバンスド・スキル研修をエメラルドから三〇〇キロ離れたロックハンプトン病院で一年間行った。そこにエメラルド病院からの妊婦や新生児を紹介するからだ。エメラルドの人口一万三〇〇〇人に対し、ロックハンプトンは人口六万人で地方都市に位置づけられる。ジェシカはロックハンプトン病院で「ログ・ブック」（＊4）にしたがって症例を積み重ねた。そのため、産婦人科専門医になるためのものとは異なる総合診療医向けの産科に焦点を当てた研修ができている。レジストラは常に「ログ・ブック」を携帯し、手技をしたら「ログ・ブック」にチェックをする。この「ログ・ブック」のおかげで、トレーニングの最低保障がなされている。それだけ指導医や周囲のスタッフの理解があるともいえる。

クリニックにある経腟用プローブ

イーウェンのクリニックにもエコー（超音波検査装置）が三台ある。クリニック内を案

(＊1) 飛行機でやってくる非常勤医師：Fly-In, Fly-Out（飛んで来て、飛んで帰る）ので、ＦＩＦＯ（フィフォ）ドクターと呼ばれることもある。

(＊2) レジストラ：専門研修中の医師。アリソンは、へき地医療の総合診療パスウェイのレジストラである。

(＊3) アドバンスド・スキル：サブスペシャリティとしての専門的スキルを指す。オーストラリアの各専門学会が総合診療医に特化した認定を与えている。

(＊4) ログ・ブック：専門医になるために必要な手技の経験数が書かれたリスト。例えば四年間のへき地の総合診療医のトレーニングで、通常の分娩は一〇件経験とか、帝王切開は何件、耳鼻科の鼓膜の切開は何件というように、経験しなければいけない最低の数がリストに記されてあるため指導医にも経験値がわかりやすい。

内してもらいながら「ここにはエコーがあって…」と説明を何となく受けた後、その装置に経腟用プローブがついているのが目に留った。

「えっ、これは」

「産婦人科用プローブだけど、何か…」

経腟用プローブは、日本では産婦人科の医師が使うことが一般的だ。そのためイーウェンのクリニックに経腟用プローブがあるのは、ちょっと驚きだった。

経腟用プローブでは、産前・産後の妊婦のチェック、あるいは婦人科疾患を診る。イーウェンもアドバンスド・スキルとして産婦人科の資格（＊1）をもっている。産婦人科専門医と比較すると、できる手技の範囲は限られるが、へき地で必要となるリスクの少ない通常の分娩や帝王切開などを行うことができる。通常の子宮がん検診などは、一般の総合診療医が行っている。

エメラルドでの最後のランチ

エメラルドでの滞在は一泊二日だったが、濃厚過ぎたので一カ月くらいに感じた。旅立ちの前のランチは、ホテルの二階にあるステーキハウスだった。ランチにはイーウェンとともにウェンディもきてくれた。楽しい時間はあっという間だった。そして空港に向かう車の中で思い切ってお願いしてみた。

「日本に講演しにきてくれませんか?」

イーウェンは躊躇することなく、ウェンディのほうを向いた。ウェンディは言った。「もちろんよ」

へき地医療学会の本部を訪問

エメラルドを後にし、ブリスベンへ。ブリスベンはクイーンズランド州の州都で大都市だ。オーストラリアで総合診療医になるには、オーストラリア総合診療学会(*2)か、オーストラリアへき地医療学会(*3)の、どちらかの認定を受ける必要がある。

(*1) 産婦人科の資格:オーストラリア・ニュージーランド産婦人科学会が認定した資格で、三カ月、六カ月、一年コースがある。帝王切開など高度な分娩にかかわるためには産科および婦人科関係の非営利組織であるRANZCOGでの一年間の研修DRANZCOG Advancedが必要となる。
(*2) オーストラリア総合診療学会:Royal Australian College of General Practitioners(RACGP)。
(*3) オーストラリアへき地医療学会:Australian College of Rural and Remote Medicine(ACRRM)。

へき地医療学会でCEOを務めるマリタ・カーウィをブリスベンにあるオフィスに訪ねた。クロアチアで名刺交換した際に「ぜひおいでよ」と声をかけてくれたからだ。マリタとも一カ月も経たないうちの再会だ。へき地医療学会はその頭文字ACRRMから「アクルム」と呼ばれている。一九九七年に設立され、マリタは初代CEOである。元々はオーストラリア総合診療学会の職員だったが、へき地で働く医師に特化した研修の必要性を唱え、オーストラリア全土のへき地で働く医師ら七〇〇人と新しくアクルムを結成したのである。その当時は、都市部のトレーニングに重きを置いていた総合診療学会と、少なからず軋轢があったらしい。その立ち上げのときの話は非常に興味深いもので、私自身も身を乗り出して聞いた。気がつくと二時間も経っていた。胸が熱くなる話だった。昼食に行こうと言いながら行くのも忘れていた。「この話は、きっとどこの国でも当てはまるはずよ」マリタの目には涙がたまっていた。

ブリスベンにあるアクルムのオフィスは常時六〇人が働いている。今回の私の視察に際し、研修カリキュラムの担当者と遠隔教育の担当者が、別々に一時間程度、時間を設けてくれた。記録したノートは、一日で一冊使うほどだった。マリタの秘書、ジュリーンには何から何まで本当にお世話になった。いま当時のメールを読み返すと、顔から火が出そうになるほどはずかしい（写真）。

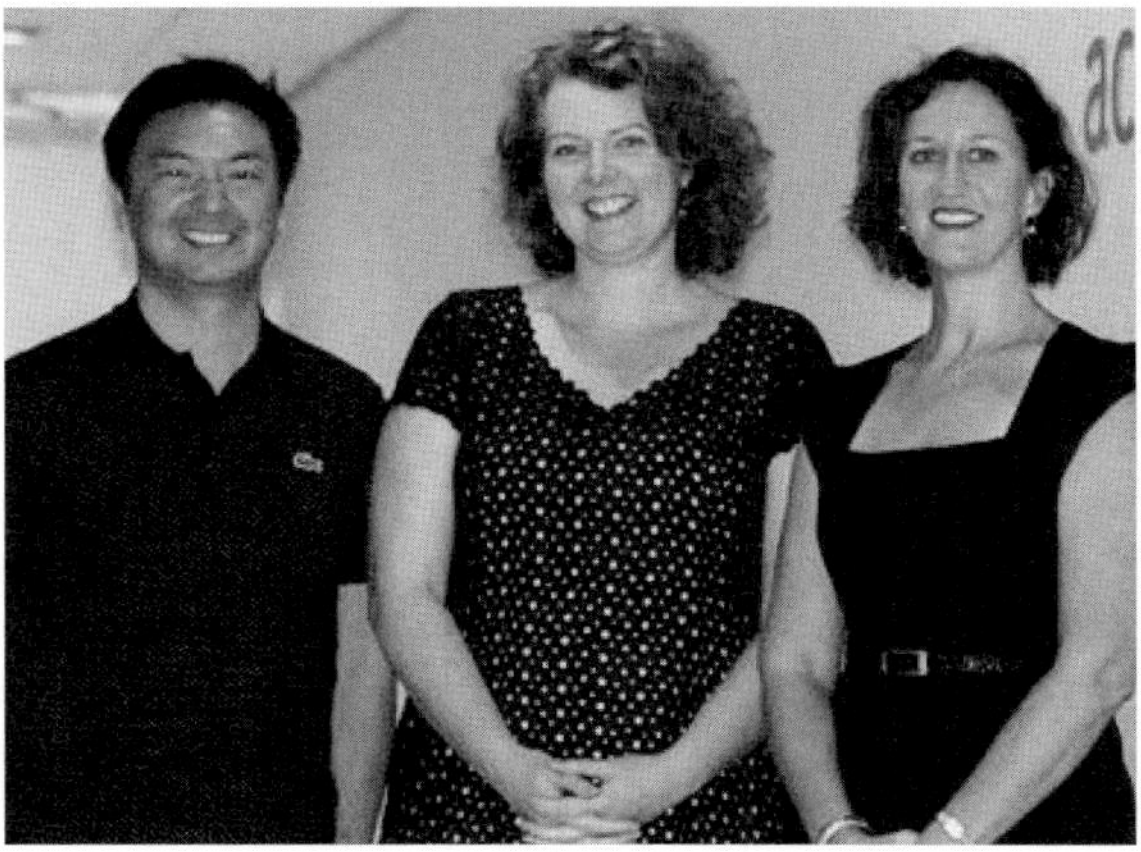

中央がマリタ・カーウィ（CEO）、右がジュリーン。左が筆者

「旅行中ワイファイは必要ですか？」

「それはどこで買えますか？」

ジュリーンは私の疑問のひとつひとつに地図や説明書をつけて丁寧に答えてくれた。

マリタにはダーウィンの学会での再会を約束して別れた。これから会う予定のロックラン・マクアイバーに紹介してもらったサム・グッドウィンの話をすると、大笑いした。「きっと、飽きない旅になるわよ」

ダーウィンへの旅が始まる

イーウェンとマリタとの再会で、すでに十分満足だった。しかし、これからはロックランの提案してくれた本当のへき地を見る旅が始まる。飛行機でアリススプリング

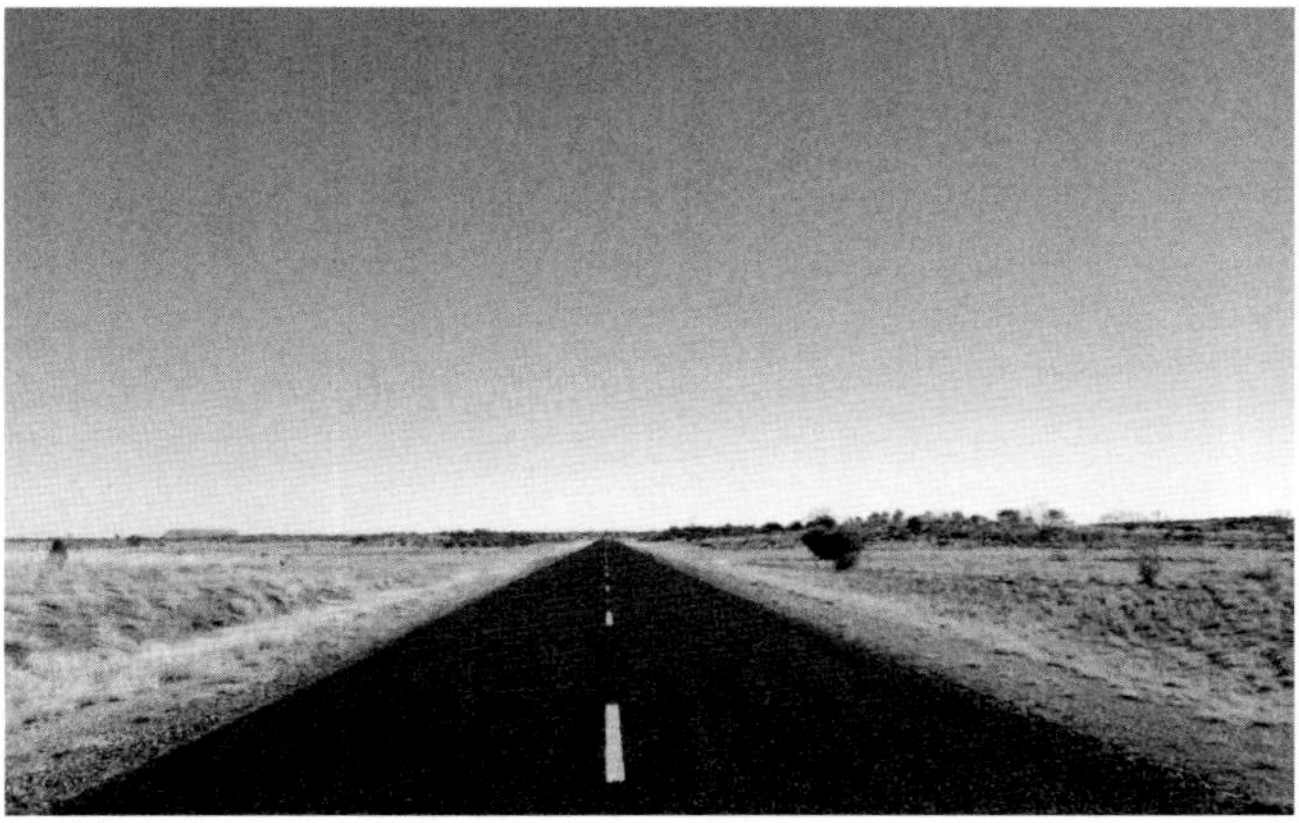

アリススプリングスへの道

スにわたり、そこからテナントクリークまで北に五〇〇キロ、そして最終目的地のダーウィンまでさらに一〇〇〇キロ。

この旅のきっかけは、一カ月前、クロアチアでのルーラル・ウォンカで出会ったロックラン・マクアイバーの提案だった。「レンタカーを借りて地球のへそアリススプリングスから、テナントクリークを通ってダーウィンに行け」と。

「アリススプリングスでサム・グッドウィンの病院を見てこい。そしてサムの手がけるもうひとつのへき地、テナントクリーク病院にドリームチームが結成されているから、その仲間に会って、いろいろ話を聞け」

私は言われたとおり、レンタカーを借り、まずアリススプリングスに向かった（写真）。

エアーズロック（ウルル）へ

アリススプリングスには土曜日に着いた。週末はオーストラリアの道に慣れるため運転の練習でもしようと、エアーズロックまで行ってみることにした。アリススプリングスから四四〇キロ、道路をわずか三回しか曲がることなくエアーズロックに到着できる。

道中は完全にアフリカのサバンナを走る気分だった。改めてオーストラリアの広大さを体感した。立ち寄ったガソリンスタンドには、ロイヤル・フライング・ドクター・サービスの募金箱があった。迷わず五〇セントを入れた。

私がエアーズロックに向かったのは、高校時代にホームステイしていた家の両親に会うためだ。定年を迎えた今はグレイ・ノマドをしているらしい。グレイ・ノマドとは、白髪の遊牧民とでも訳すのだろうか、定年後の楽しみとして、キャンピングカーでオーストラリア中を旅して回る人たちのことを指す。家を売ってキャンピングカーを購入する人もいるとか。オーストラリアに生まれたからといって、国土が広いゆえ、全土を旅行している人は少ない。子どもたちが育ち、自分たちの時間がとれるようになったら「グレイ・ノマド」になって、海外旅行に匹敵するほどの、国内旅行をするのだ。

何という奇跡

高校時代にホームステイをした。ブリスベンから北に約一〇〇キロのところにある、サンシャインコーストという海がきれいなところだった。ホームステイ先のスパロー家は六人家族で、子どもが四人。一番上のダニエルは私と同い年で、ロンドンでミュージカルのプロデューサーになるという夢をかなえた。妹のレベッカは看護師になり、ブリスベンやロンドンで働いている。幸い、今でもみんなとつながっている。

子どもたちが巣立ち、今は両親の二人暮らしとなった。その両親に会いたいと、レベッカにメールをしたら「今は旅行中だから会えないかも」との返事だった。両親の一番近くに住む次男のベンに聞いたら「ひょっとしたら、今ごろオーストラリアの中心あたりかもよ」とのこと。父親のスティーブにメールをしてみた。するとエアーズロック近辺でキャンプをしているというのだ。スティーブに「アリススプリングスから車で向かうから、少しだけでも会いたい」とメールをしたら「長距離運転になるし、危ないからやめろ。今度、日本に行くから、心配するな」という返事だった。きっと隣で母親のジュリーが心配して、そう言わせたに違いない。もう三〇年近くの付き合いだからわかる。

いずれにしてもエアーズロックには行きたい。ひとまず車を走らせた。夕日に間に合う

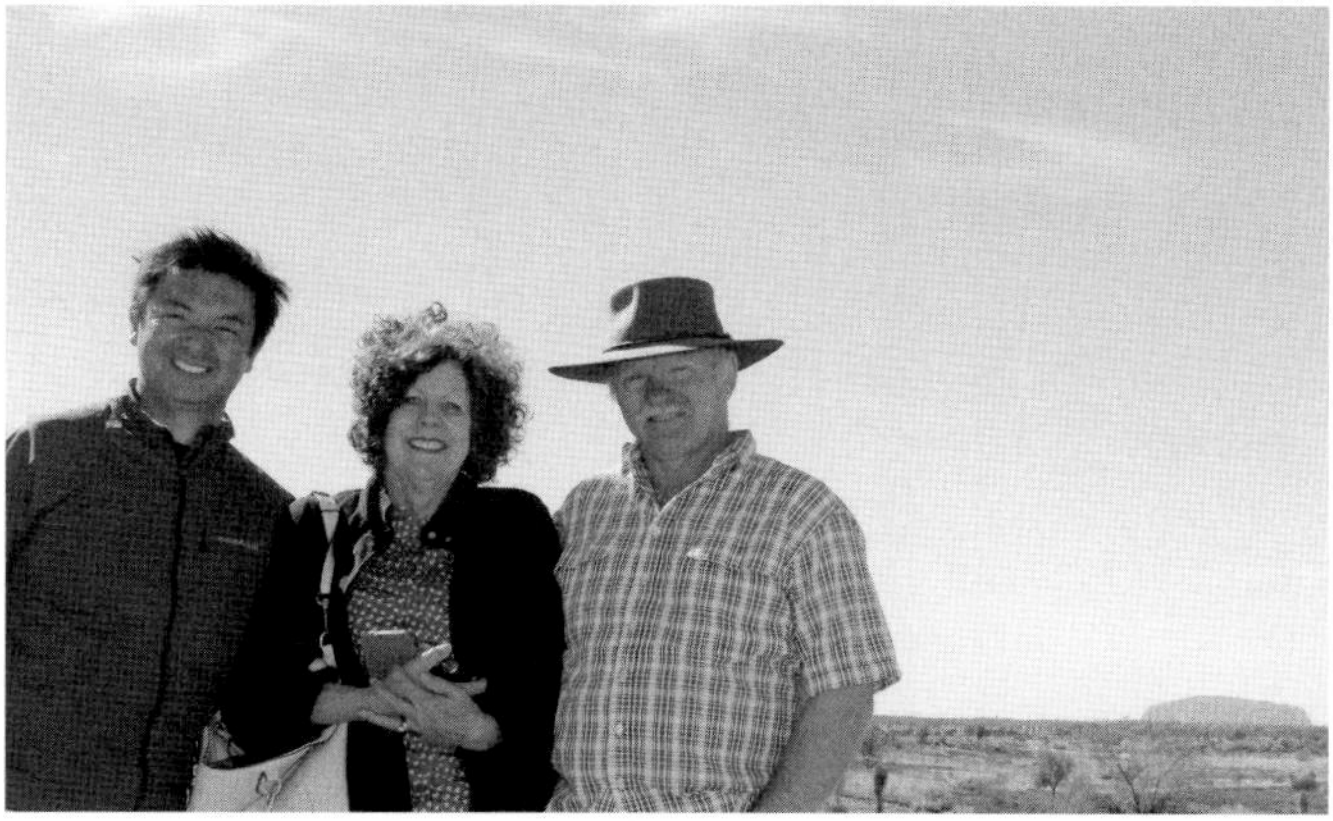

オーストラリアの両親と（右奥にエアーズロックを望む）

ようにエアーズロックに到着した。そこで小一時間を過ごし、宿を探して一泊した。父親のスティーブにメールで連絡したが返事がない。

翌朝、もう一度と思い、ベンに父親の携帯番号を聞いた。昨日は、なんと同じ場所で夕日を見ていたらしい。急遽二人のキャンピング先に向かった、二〇年ぶりの再会だった（写真）。お互い年を取ったが、時は止まったままだった。スティーブとジュリーと一緒にドライブをして、昼食を共にした。ジュリーが言った。「帰りも長距離運転なんだから、早く帰りなさい」「その心配振り、昔とぜんぜん変わってないね」いつまで経っても母親は母親だと笑顔で別れた。

スティーブとジュリーの住むサンシャイン

コーストからエアーズロックまでは三五〇〇キロ。東京からフィリピンまでの距離だ。「次はどこで会えるかな？　誰もわからないね」とスティーブは言った。オーストラリアに何としてでもきたかった理由のうらに、高校時代のホームステイのよき思い出があったかもしれない。

アリススプリングス病院

エアーズロックを昼過ぎに出て、到着したのは夕方だった。赤土で囲まれた街、アリススプリングス。ここはとても暑い。先住民が街中あちらこちらを裸足で歩いている。明らかにクイーンズランド州のへき地とはがらりと異なる。夕飯をレストランのテラスで食べていると、お金をくれと先住民にせがまれた。

レストランの中では、一人日本人らしき女性が働いていた。思いきって声をかけてみた。

「日本人の方ですか？」

「はい、こんなところには、なかなか日本人はきませんよね」

「たくましいですね、こんなところで働くとは…」

翌朝、サム・グッドウィンとの待ち合わせは午前九時だった。院長室の前の椅子に座っ

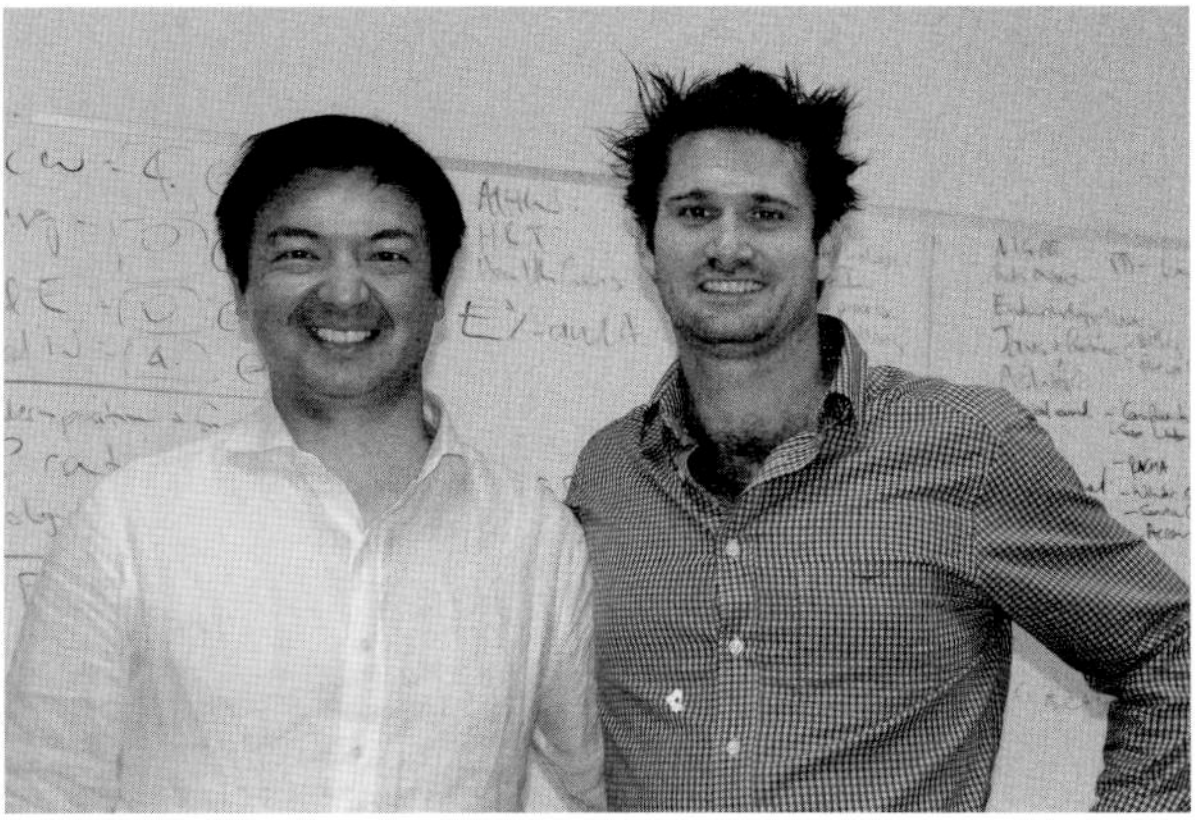

サム・グッドウィン（右）と

て待っていると、まもなくサムが登場した（写真）。事前にサムの動画を見ていたので、顔はすぐにわかった。サムは三十代前半にして院長だ。はじめて会う私に、アリススプリングスの概要から、どのような医療を提供して、何が問題で、何が解決できるのか、単純明快に解説してくれた。とにかく頭の回転が速い。そして会話に無駄がない。ロックランとマリタが絶賛する理由がすぐにわかった。そのうえ、GP麻酔科医として、外来や入院患者も担当し、麻酔もかけている。先住民の割合が高いので、生活環境を整えたりと、予防医療にも詳しい。以前は、アクルム（ACRRM、オーストラリアへき地医療学会）の理事も務めていたので、へき地医療教育にも、泰然とした情熱がある。エネルギーに満ちあふれながら仕事をしているというよりは、雑談をするように仕事をこなしているように見える。まるでサムが歩けば、そこで次々と物事が解決するようにだ。

「なぜこんなに若くして院長になったんですか?」

「だって、よい外科医になるには早くからメスを持つだろ。よい院長になるには早くから院長をしていたほうがよくないか?」

サムにとっては愚問だった。すごい男である。

アリススプリングスから北に五〇〇キロ行くと、テナントクリークという町がある。テナントクリークは人口約三〇〇〇人で、先住民がその半数を占める。犯罪が多く治安が悪いため、テナントクリーク病院は医師の確保に長年難渋していた。サムがアリススプリングス病院をハブ（ベース基地病院）として、テナントクリーク病院に若手医師を送り込むようにした。そしてサム自身もテナントクリークで働いた。そして働きかたの自由度を思いっきり高めた。結果、おもしろい医師がたくさん集まってきた。ロックランの言う「ドリームチーム」である。

超へき地のサポート体制

アリススプリングス病院の周りを散歩していたら、「センター・フォー・ルーラル・アンド・リモート・ヘルス」を見つけた。へき地で働く医療従事者の教育や学術的な研究をサポートしているセンターらしい。ホームページに連絡先のアドレスがあったのでメールをしてみた。すると、代表のティム・カイリーが返信をくれ、中を案内してくれるという。国が資金を提供し、フリンダース大学とチャールズ・ダーウィン大学が共同でつくったそうだ。中は人材確保のリクルート部門、遠隔の教育部門、研究部門に分かれている。かなりの肝いりの施設だ。

周囲には、精神保健、アルコール・薬物使用障害などに関する機関、助産所、身体障害者施設も集合しており、集中してへき地医療という学問とその政策を学ぶには非常に効率的な環境だ。いつでも研修は受け入れ可能とのことだった。

「ルーラル（rural、へき地）」と「リモート（remote、超へき地）」の区別は学術的には常に議論されているらしい。簡単にいえば、「リモート」は地理的に孤立していて、住民は何百人程度、といった状態を指す。たいていは看護師しかおらず、医師がいたとしても一人だ。へき地の定義はMMM(Modified Monash Model)が広く使われている。「1」(「MM1」

と表記される）から「7」の段階まであり、「4」以上がルーラルに分類され、「6」と「7」はリモートに分類される。こんなアカデミックな先端研究を、こんな田舎で行っているとは驚きだった。

テナントクリークに向けて出発

アリススプリングスからテナントクリークまで五〇〇キロ。「夕方にはカンガルーが出てくるから、できるだけ昼間に運転するように」とホームステイ先の父親、スティーブに言われていた。それを忠実に守り、朝早くにアリススプリングスを出た。一日でなんとか到着しなくてはならない。途中ガソリンスタンドへ。しかしガソリンが出てこない。

こんなときに頼りになるのはシンガポールのＩＴ企業で働く親友のチンくんだ。彼の奥さんはオーストラリアの大学を出ている。休みがあるとオーストラリアのへき地を車で旅しているので、車事情には詳しいはずだ。ガソリンは、ペイ・ファースト（先払い）なのか？　それともペイ・レイター（後払い）なのか。指示通りやってみるが、ガソリンが出てこない。それならばと「給油のレバーをガソリンが出るまでカチカチやれ」と言う。すると、空気が出る音と共にガソリンが少しずつ出てきた。ガソリンを入るかぎり入れた。

これでテナントクリークまで行けそうだ。異国ではガソリンを入れるのも大変だ。暑かったので、ガソリンスタンドでアイスクリームを買った。四〇〇円もした。これから長距離を運転するので自分もガソリン満タンにしないと、と言い訳をした。

テナントクリークでの出会い

It's a small but heartful world.（小さいけどハートに満ちあふれた世界です）

こんな貼り紙がテナントクリーク病院の玄関にあった。世界地図が貼ってあり、スタッフの出身国にピンが刺してある。この病院にはオーストラリア全土からはもちろん、世界中からスタッフが集まっていることがわかる。この地に愛着があり、生活を楽しんでいる様子だ。迎え入れてくれたのは、ダイミエン・ブラウンという南アフリカ出身の医師だ。すでにサムやロックランから話があったのだろう、とても親切に対応してくれた。一般外来から入院病棟、救急外来はもちろんのこと、病院の中庭や、憩いの場所まで案内してくれた。ダイミエンの趣味はランニングとフランス語を勉強することらしい。なぜフランス語か聞いてみた。不定期に国境なき医師団（ＭＳＦ）に参加するため、常にフランス語を学んで準備しているそうだ。イギリスに彼女がいて三カ月に一度会いに行くという。これがサムが言っていた自由度の高い働きかたなのだろう。

ガーン・クーパーという名前の、立派なヒゲをたくわえた五十歳は超える医師もいた。自己紹介をしてくれたが、何と研修医らしい。それまで病理の教授をしていたのだが、一念発起してへき地の医師を目指している。ガーンは人生経験が豊富なので話が面白い。また声に特徴があるので、みんなが真似をする病院の人気者である。

その日、飲酒してケンカになった患者が訪れた。顔がかなり腫れている。頭も強打したらしい。CT検査も含めた入院が必要なため、ロイヤル・フライング・ドクター・サービス（RFDS、37頁「ロイヤル・フライング・ドクター・サービス」参照）にアリススプリングス病院までの搬送を依頼した。患者は暴れる可能性があるとのことで、アリススプリングス病院からフライト・ドクターも同乗してくるという。

RFDSが到着したというので、救急隊が患者を迎えにきた。救急隊は二人だけで、二人とも女性だった。一人は救急隊員の資格をもち、もう一人は養成学校の学生だった。空港までの数分間の搬送だ。テナントクリークからアリススプリングスまで片道五〇〇キロ。飛行機では一時間の搬送である。私服の警察官もスタンバイしていて同乗するらしい。警察官も女性だ。ダイミエンもガーンも、安心した表情をしている。

救急隊員に話を聞くと、昨日は最悪というくらい忙しかったらしい。二四時間で一〇件のＲＦＤＳ搬送があったそうだ。これを四人の総合診療医だけでマネジメントしているのだから、相当鍛えられるはずだ。

ＲＦＤＳを空港で見送りテナントクリーク病院に戻ると、甲状腺機能低下症と拡張型心筋症という複雑な既往をもつ患者が運ばれてきた。二十代の先住民の妊婦である。ダイミエンがエコー（超音波検査）をすると妊娠は一六週程度だった。しかし、子どもの心拍が確認できない。ダイミエンは、アリススプリングス病院の産婦人科医に連絡を取り、搬送の許可を得ようとしたが、どうも静かな口論をしている。内科医たちが反対しているらしい。拡張型心筋症を恐れてである。

ダイミエンは頭を切り替えて、仲のよいアリススプリングス病院の救急医に相談した。今度は受け入れの許可はすぐにおりた。その救急医が何とか調整してくれるそうだ。きっと院長のサムも裏で動いているに違いない。このような小さな衝突は国は違えど、どこにでもあるはずだ。

患者を搬送してひと段落した。ダイミエンはゆっくり椅子に腰を下ろした。彼は数年のうちに産科の研修を受けテナントクリーク病院で産科医療ができるようにしたいと言った。若い医師たちはダイミエンを目標に、ここテナントクリークにきている印象を受ける。『Band-aid for a broken leg（折れた足に絆創膏を）』（Allen & Unwin 刊、二〇一三年）は、ダイミエンが書いた本だ。ＭＳＦでのエピソードなどを、おもしろおかしく、時に真剣に書いている。

サムも夕方からテナントクリーク病院のチームに合流した。一日の振り返りを雑談のように済ませる。皆で夕飯に行くことになった。夕飯はいつも決まって同じパブだという。そこには、さっき患者を一緒に搬送したばかりの救急隊の女性二人がいた。

「えっ」

私は驚いてしまった。普通、パブはアルコールを飲みながら食事をするところのイメージがある。そこに、目立つ制服を着た救急隊員がいるとは、びっくりというか、ちょっと滑稽である。驚く私に、彼女たちは説明をしはじめた。

「二人で四日間続けての勤務なので、消防署の目の前のパブは癒しの場所よ」

確かに四日間の連続勤務はきつい。しかし、この堂々たる態度は頼もしい。少し微笑ましくもある。

パブには、テナントクリーク病院の職員や救急隊員が集まった。皆で同じテーブルを囲もうと、院長のサムが率先して机を並べ替え、顔を合わせて食事をした。一〇人くらいだった。若者がステーキを注文するなか、元教授のガーンは一人、オーストラリア特有の魚、バラマンディを食べていた。やはりサムがいると、仲間がひとつになるというか、ムードが変わる。

パブからの帰り道、サムが研修医に星座を説明している。テナントクリークの空は広く、星は地平線近くまで降りてきている。そして、サムの人望に圧倒されている私の頭の中を察するかのように、サムが話題を変えた。

「マナブ、人は人に集まるんじゃない。人は場所に集まるんだ。あのパブだって場所だろ。パブには人が集まるんだ」

何だ、このサムの察知能力は。サムがはじめて情熱的に語りはじめた。サムには哲学がある。もっともっとサムと話をしたい。そして学びたい。夜空の下での会話は忘れられないものとなった。

「無礼を許してくれ」

サムは話を一段落させ手巻きタバコをくるくると巻くと、それを吸うために離れて行った。

ロイヤル・フライング・ドクター・サービス

やはりオーストラリアといえばロイヤル・フライング・ドクター・サービス(RFDS)

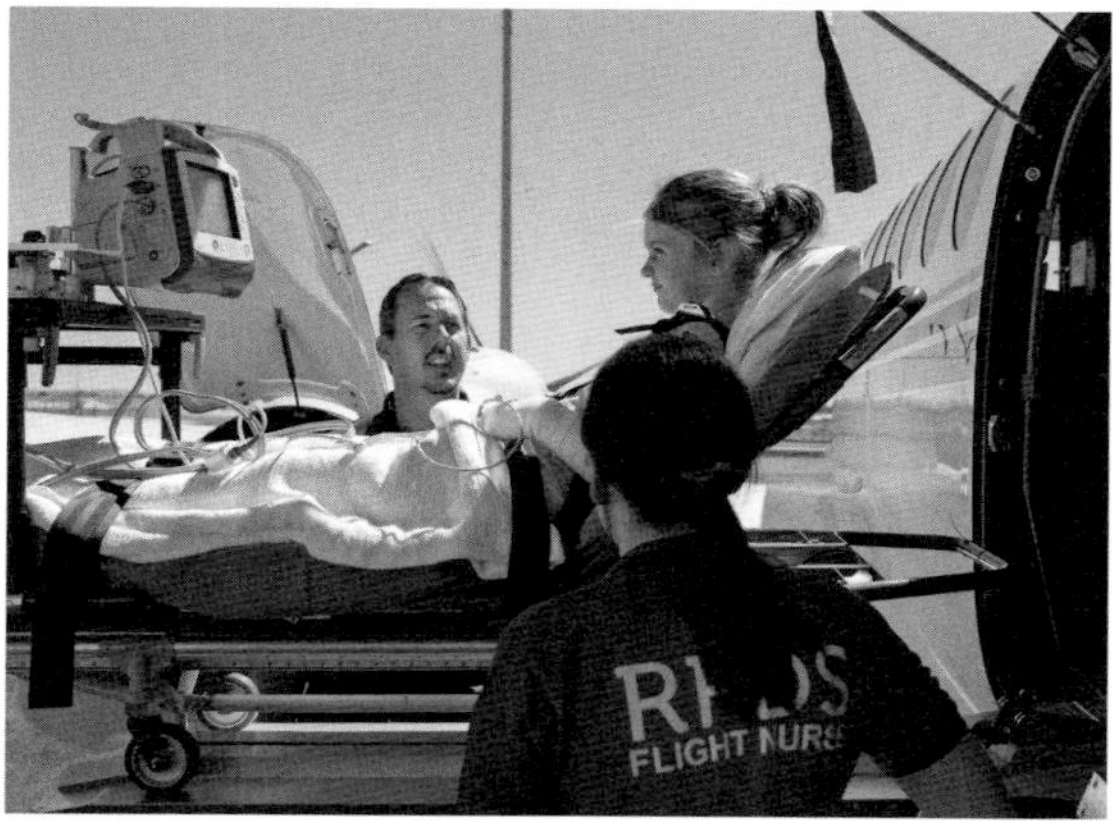

RFDSによる搬送の様子（クイーンズランド州のRFDS提供）

だ。広大なオーストラリアを二四時間、三六五日、飛び続けている。そういえば、テナントクリークにくる途中のガソリンスタンドのレジには、Keep the flying doctor flying（フライング・ドクターを飛び続けさせよう）というステッカーが貼られていた。ＲＦＤＳは航空機に医師（フライト・ドクター（＊1））や看護師（フライト・ナース）が同乗する長距離搬送を主としている（写真）。滑走路がない場合は赤土の上に降りることもある。診療所のないところには巡回診療も行う。医療のアクセスが悪いところには、メディカル・チェストと呼ばれる薬箱を設置し、電話やテレビ電話を用いた遠隔医療も行っている。

アリススプリングスには、ＲＦＤＳの基地のひとつがある。サムに知り合いのパイロットのジェフを紹介してもらい、基地に行った。機体を見た瞬間、「かっこいい」と叫んでしまった。

フライト・ドクターの搭乗率は一〇％程度で、ほとんどはフライト・ナースが対応している。フライト・ナースは、ベテラン揃いだ。救急医療・集中治療・産科医療をすべて経験していないと、その資格が得られない。

オーストラリア全土に二三基地、七七機の航空機を保有している（二〇二〇年現在）。二四時間、三六五日運用されており、スタッフもシフトを組んで対応している。

私が訪問したアリススプリングスだけでも飛行機（ピラタスＰＣ-12）が六機もあった。オーストラリア国内の搬送は主に飛行機である。ヘリコプターは長距離搬送には向いていない。飛行機の最大の難点は着陸場所だが、サムの友人でパイロットのジェフいわく「一〇〇〇メートルあれば十分に着陸できる」らしい。

今では当たり前となったＲＦＤＳだが、一九二八年に宣教師のジョン・フリンがはじめたものだ。ミッキーマウスがスクリーンにデビューしたのと同じ頃である。オーストラリ

（＊1）フライト・ドクター：オーストラリアでは retrieval doctor と呼ぶ。

ア大陸内陸部のへき地での医療制度を改善するために、ジョン・フリンが当時の首相に一通の手紙を書いたことから、それははじまった。アリススプリングス病院のすぐ裏にＲＦＤＳ博物館がある。そこにはジョン・フリンが首相に宛てたその手紙が展示されている。一九四二年に英国女王が視察され、その後、ロイヤル（Royal）の称号が与えられ、「フライング・ドクター・サービス」から現在の名称となった。ジョン・フリンはオーストラリアの二〇ドル紙幣の顔だ。

ＲＦＤＳは緊急時以外にも、医師や看護師の定期搬送や、超へき地支援のための移動手段として使用されているが、単純な患者搬送だけでも一日平均一四八件、年間五万件を超える（二〇一五年の取材当時）。

アリススプリングスの基地では、この日だけでも午前中に二件、午後に二件あった。そして私の訪問中にも二件と、休む暇はない。航空機は六機（うち緊急用が四機、巡回診療用が二機）あるため、何ら問題はない。

アリススプリングス病院の救急医が搭乗するため基地に到着した。普段は救急外来で仕事をしながら、緊急時はフライト・ドクターとして駆けつけるのだそうだ。人口三万人という小さな町に、フライト・ドクターが一二人も登録されているというのは驚きだ。

見学した翌日に、パイロットのジェフに手土産を持って行った。ＲＦＤＳの中へ入れる勝手な優越感もあった。ジェフは北海道のニセコでスキーをするのが大好きだ。日本にきたときは、ぜひ会おうと握手をして別れた。

いよいよ最終目的地のダーウィンへ

ふたたびレンタカーを運転し、やっとの思いで目的地のノーザンテリトリー州の首府ダーウィンに着いた。アリススプリングスから一五〇〇キロ。人口一三万人のダーウィンが大都会に見える。すでにテナントクリークやアリススプリングスが恋しかった。

ダーウィンでの目的は、そこで開かれるオーストラリアのへき地医療にかかわる人たちの学会ナショナル・ルーラル・ヘルス・カンファレンス（National Rural Health Conference：NRHC）のインターナショナルセッションでの発表だ。イーウェンやサムのように冷静に情熱を伝える発表をイメージして会場入りした。

私の役割は、日本のへき地医療の現状と今後の展望を話すことだった。かいつまむと次のような内容である。

「日本は、満員電車や東京の大都市のイメージがある、あるいは北海道のスキー場のイメージだろうか。しかし、日本には四〇〇以上の人の住む離島がある。離島をすべて合わせると、オーストラリアの面積に匹敵するかもしれない」と豪語した。大笑いされたが。

「人口が減少し、高齢化が急速に進んでいる。総合診療のトレーニングはまだ日が浅い。総合診療学会の歴史が、オーストラリアは六〇年、日本は一〇年。ドクターヘリも、オーストラリアのように二四時間は飛べない。夜間は自衛隊が対応する…」

「台風が多い日本では、天候が悪いときはどうするのか？」との質問には「ヘリも船も出ないので、潜水艦に依頼する。ドクター・サブマリーン」と答えた。テレビの公開番組のように笑ってくれる明るいオーストラリア人たち。

「日本にも長年へき地を支えてきた医師がいる。そしてこれからへき地に飛び込む医師もいる。へき地で働けるためのトレーニングを学びたい。そしてへき地で働く医師を支援したい」

会場のオーストラリア人は、はじめての私の発表をねぎらうかのように、優しく、そして力強く、大きな拍手で包んでくれた。

学会中は毎晩どこかで飲み会がある。この日は、アクルム（ACRRM、オーストラリアへき地医療学会）のCEOマリタが、新しいプレジデントを紹介するからと誘ってくれた。ビュッフェ・スタイルの屋外バーベキュー会場だった。プレジデントは、ルーシー・ウォルタースという女性だった。クロアチアで出会ったエジプト出身のエイマンを頭に描いていただけに、そのギャップに驚いた。ルーシーも産婦人科をアドバンスド・スキルとする総合診療医だ。マウント・ガンビアというへき地で働いている。今までのプレジデントから比べるとはるかに若く、自分にプレジデントが務まるのか、と葛藤したそうだ。仲間に、そして夫に背中を押され、恐る恐る引き受けたという。

ルーシーは私の左隣に座り、最初から最後まで私の相手をしてくれた。ルーシーの口からは「カウボーイ」という言葉が何度も出てきた。最初は「カウボーイみたいに前に突き進むのがへき地の医師の姿だ」なんて言っているのかと思った。実はそうではなかった。「カウボーイみたいに突き進むと危ない。へき地だからといって、決して突き進まず、丁寧にステップを踏んで、前に進むんだ」という意味だった。しかし、ルーシーはカウボーイのような格好のよい女性だ。

暑いダーウィンで大汗をかきながら、ビールで水分を補給し、オーストラリア人と大いに語り合った。というよりも、オーストラリア人の話を際限なく聞きまくった。元プレジデントのデイビッド・キャンベルもいた。デイビッドも立ったまま、ずっと話をしてくれた。その第一印象は「おしゃべり好きな人」だった。オーストラリアで仲よくなる人のほとんどは話好きだ。イーウェン以外は…。

別の日に開かれた学会主催の夜の懇親会も、それは豪華なパーティだった。「へき地医療にかかわる人たちの集まり」という言葉からは想像できないほど華やかだ。半袖・半ズボンのオージー（＊１）たちが、壇上で社交ダンスをしている。私も連れ出された。みんなうまい。懇親会の私の隣は、へき地医療の遠隔教育プログラム（Remote Vocational Training Scheme：RVTS）を立ち上げた医師でＣＥＯのパット・ギディングスだった。「ホンダの売り上げはどうだ」とか「パナソニックはどうだ」とか、やたら経済の話をしてくる。私に気をつかってのことなのだろう。このときは「おもしろい医者がいるな」としか思わなかった。当時、私はＲＶＴＳを知らなかったし、パットもその話をしなかったからだ（132頁「へき地医療のための遠隔教育提供機関（ＲＶＴＳ）」参照）。

デイビッドやパットを含めダーウィンの飲み会で出会った話好きのオーストラリア人たちが、後の日本の研修プログラムに大きな役割を果たしてくれるなど、このときは夢にも思っていなかった。

ケア・フライト

学会のブース展示では、ＲＦＤＳがコーヒーマシンを出して大体的に宣伝をしていた。会場の反対側には、ケア・フライト（Care Flight）が救急医療用のヘリコプターに関する

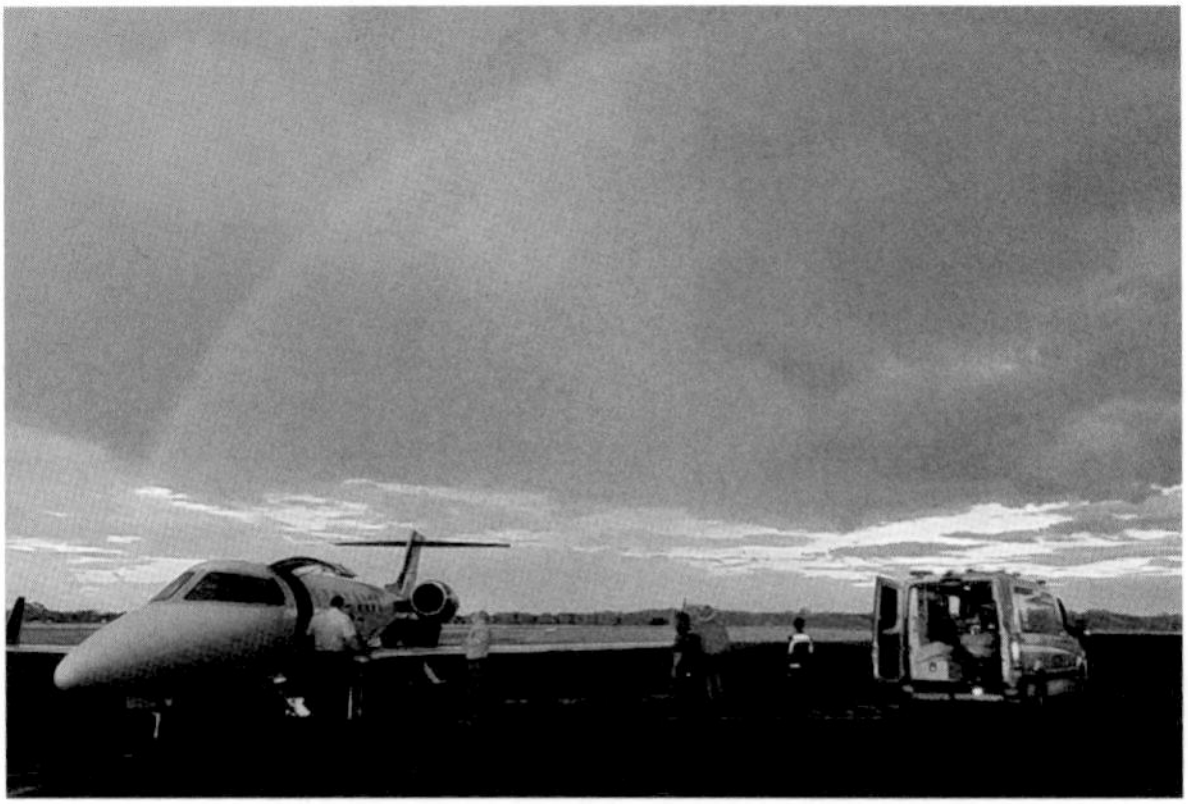
ケア・フライトの長距離搬送用の機体（空には半円の虹が）

展示をしていた。元救急医の私にとっては興味があるジャンルだし、また居心地がよい。広報担当であるマーク・レバーにいろいろと話を聞いた。すると、マークが「よかったらケア・フライトのダーウィン基地を見にこないか？」と誘ってくれた。願ったりかなったりだ。

ケア・フライトは、オーストラリアでヘリコプターを中心とした救急搬送を行う団体だ。日本のドクターヘリと似ているが、日本のそれと違い夜間も飛べる。飛行機も持っている。歴史のあるＲＦＤＳとはうまく住み分けができているようだ。州によっては、ここ

（＊1）オージー：オーストラリア人の呼称。愛嬌をもって使われることが多い。

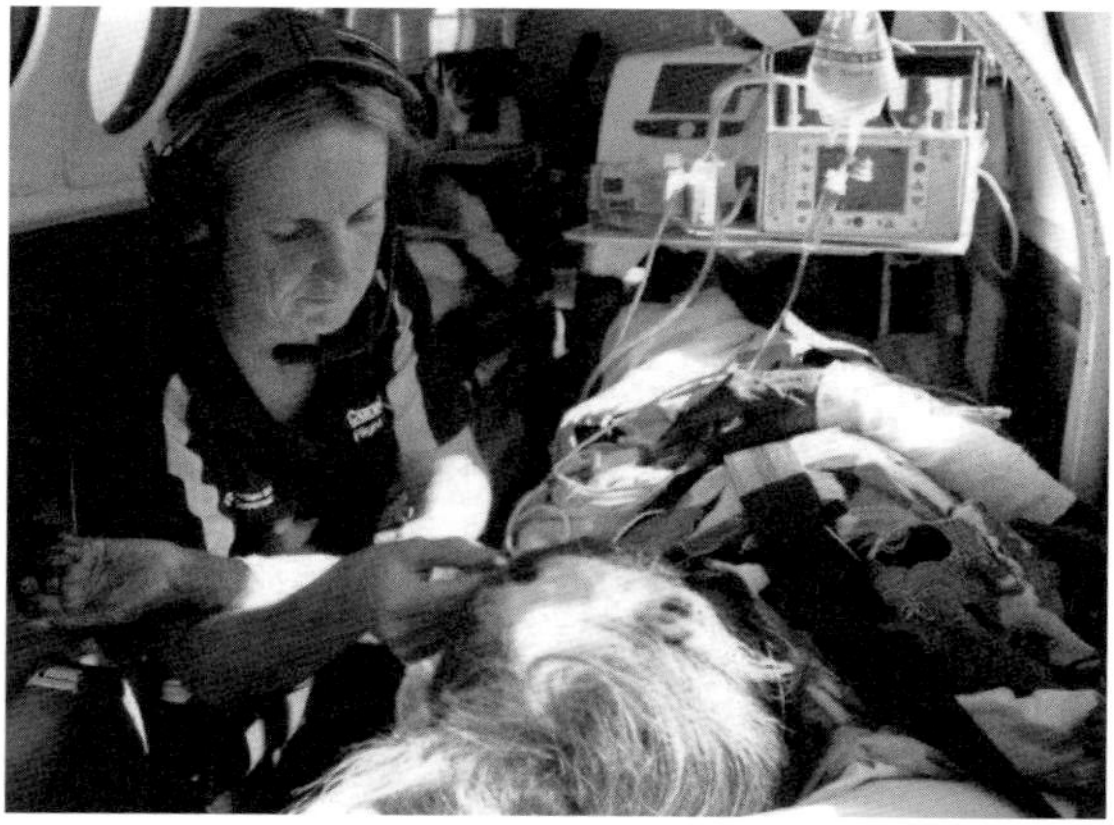

患者のケアをするフライト・ナースのニーン

の地区はＲＦＤＳで、この地区はケア・フライトにと、要請が重なったときにはカバーし合っている。

この日のフライト・ドクターはイギリスから研修にきている医師のトビーだ。イギリスの医療事情など、いろいろと話してくれた。フライト・ナースのニーンは、長年クイーンズランド州のブッシュ（オーストラリア流の表現で「へき地」を指す）で、分娩も含め、へき地で経験を積んだ超ベテランナースだ。その落ち着き、冷静さは圧巻だった。

マークに基地内を一通り見せてもらい、スタッフにお礼の挨拶をしていた。すると、ニーンが「明日も見学にきたら？」と声をかけてくれた。

翌朝は七時に基地に出向いた。ニーンと一

緒に搭乗バッグの点検をし、夜勤のフライト・ナースからの申し送りも受けた。何と要請があったら搭乗しないか？　というのだ。今日は日本に帰る日だが、昼までならば時間がある。私はじっと要請のコールを待った（写真）。その間、何回かホットラインの電話が鳴ったが、いずれもヘリコプター要請ではなかった。ヘリコプターへの搭乗なく時間切れとなり、私は後ろ髪を引かれる思いで空港に向かった。その後、ニーンからメールがあった。午後から搬送が三件あったらしい。不安定狭心症、敗血症性ショック、肺炎。ニーンとのフライトはかなわなかったが、フライト・ドクターの気分で要請を待っている時間はある種の充実感を味わえた。

第二章

医師になる

地域医療への憧れ

私は祖父母が死なないようにと、毎日願っているような子どもだった。そのためか、医師を目指した幼いときから、出身地である千葉県旭市で働く医師になりたいと思っていた。小学校の宿題で、将来の夢についての作文が課せられ、そして書いた次のような作文が新聞の地方版に載ってしまった。

夢　　さいとうまなぶ

ぼくは、大きくなったら、おいしゃさんになりたいんだ。おじいちゃんや、おばあちゃんがびょうきになったらぼくがなおしてあげるんだ。だれも、しなないようなくすりをつくるんだ。としをとらないくすりもね。おいしゃさんになるのは、たいへんらしい。でもいっしょうけんめいべんきょうをして、おいしゃさんになるんだ。だからおうえんしてね。でも

祖母と母が営む実家の洋品店のお客さんたちから「まなぶくんはお医者さんになりたいんだってね」と言われ町中の評判になってしまった。以後、私は医師以外の道を考えたことがなく、医師一直線だった。そして将来は応援してくれた近所の方々に恩返しができればと純粋に思っていた。だからこそ「何でも診られる、何でもできる医師」になりたいと思った。

初期研修では地元の病院を選んだ。多くの診療科を回るスーパーローテート方式の研修を行っていた国保旭中央病院（千葉県旭市）である。そこに寺澤秀一先生（現：福井大学名誉教授）が講演にこられたことがあった。研修後の進路に悩んでいた私は、寺澤先生から「総合診療医を目指すなら、救急・麻酔・集中治療の三本柱を学んだ後に地域医療に進んだらどうか」と助言をいただくことができた。そして、その三本柱を学べる病院を探すなかで、救急医の井上徹英先生の取り組みを雑誌で見つけ、ほれ込み、その雑誌の出版社を通して弟子入り志願のラブレターを書いた。

井上先生は、離島住民のために民間の救急ヘリコプター搬送システムである通称「ユー

ピッツ」（U-PITS：Urasoe-Patient-Immediate-Transport-System）を開始された方だ（現在は公的ドクターヘリになっている）。井上先生が救命救急センターを創設し、院長もされていた浦添総合病院（沖縄県浦添市）は、民間病院でありながら日本のドクターヘリ運用の先駆けとなっていた。

私は二〇〇三年からその浦添総合病院で、救急医療や離島医療、航空医療を六年半勉強することになった。赴任して二年目には岩野歩先生（現：コールメディカルクリニック福岡理事長）とともに、浦添総合病院での救急医療の立ち上げを任された。

当時は総合診療専門研修プログラムが今のように盛んではなく、私は「何でもできる医師は救急医しかない」というイメージをもっていた。この頃「コード・ブルー-ドクターヘリ緊急救命」（フジテレビ）というテレビドラマが話題になっていたこともあり、私も「かっこいい」などと言われながらドクターヘリで離島に行っていた。

ある離島では、私と同年代の医師が一人で診療所を守っていた。救急車もない、医療資源の乏しい環境だ。その医師からの要請によりドクターヘリで向かうと、彼は畑でけいれんを起こし倒れていた熱中症の患者に気管挿管し、消防団にお願いして軽トラックの後ろに患者を寝かせ、私たちのヘリコプターを待っていた。

その姿を見て「地域医療の世界はすごい」と思った。自分はヘリコプターに乗っている

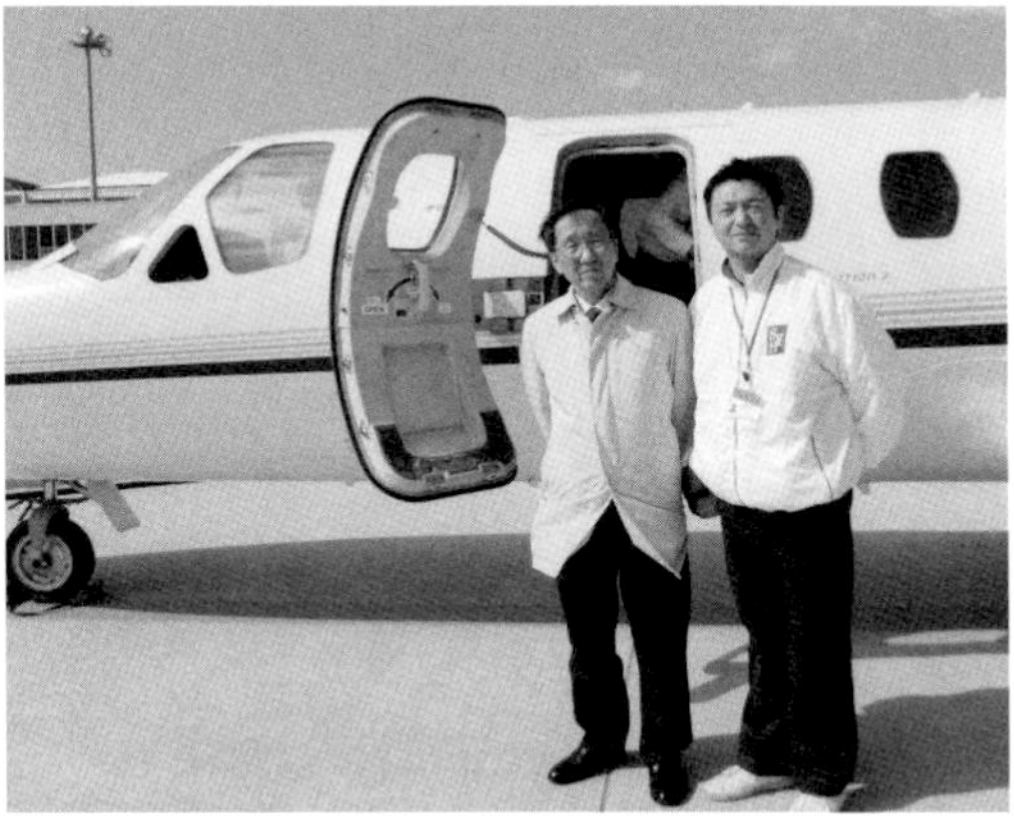

井上先生（左）と

側ではなく、離島側に行きたいと思った。私は、「いつかは地域医療」という思いをずっと抱くようになっていた。

思い返せば、私も順天堂大学医学部在学中は新宿中央公園のホームレスの研究や国際保健を勉強し、地域医療に興味をもっていたはずだが、いざ研修医になってからは、忙しさを理由に大学で見た夢は、どこか片隅に追いやられていたのだ。

離島にチャレンジ

井上先生（写真）はよく「救急にスーパースターはいらない。二四時間、三六五日稼働するから、きちんと結果を残せる三割バッターをそろえるのがよい」と言われていた。

医師として一〇年目を迎えたとき、その井上先生から「真の総合診療である離島でチャレンジしてみろ」と背中を押された。「離島こそ最大の総合診療の場だ」という理由からだった。

二〇〇九年一〇月。半年間の約束で鹿児島県・徳之島へ行った。徳之島徳洲会病院に総合内科部長として赴任し、晴れて念願の地域医療への思いがかなった形となった。しかし、離島医療の現実はそう甘くはなかった。専門としてきた救急医療に対する自分の実力のなさを、離島医療の現場でイヤというほど感じた。これまでの一〇年間はいったい何だったのか。非常に悔しかった。救急で蓄えた力は、離島では通用しなかった。高齢者に予防注射が必要な理由ひとつ知らず、心臓の音さえ満足に聴けない総合内科部長など何の役にも立たない。コテンパンに打ちのめされ、自分が思い上がっていたことを痛感させられた。

徳之島で半年間、離島医療に携わった後、もう一度、救急医療を学びなおそうと、井上先生が当時おられた済生会八幡総合病院（福岡県北九州市）の門戸を叩いた。ところが、念願だった地域医療から離れてしまった、という思いが強かったこともあったのかもしれない。現場のみならずマネジメントの難しさも痛感していたところでバーンアウトしてしまった。ある日、私は登校を拒否する子どものように病院へ行けなくなった。

周囲が「齋藤はもう医師を続けられないのでは？」と心配するなか、私は本当に自分がやりたいものは何かを考えた。一番最悪なことは医師そのものを辞めることだった。妻が「これまでで一番楽しかったところで働けばいいじゃない」とアドバイスをしてくれた。医師として一番楽しかった時代を思い出そうと努力した。それは、以前、内視鏡のトレーニングをさせてもらった今村総合病院（鹿児島県鹿児島市）での専門的な医療だった。それは一見、地域医療とかけ離れたものではあったが、この選択が結果として地域医療に飛び込むきっかけを与えてくれたのだった。

瀬戸上先生との圧倒的な実力の差

私が今、へき地医療のなかでも、特に離島に注目している理由はいくつかある。ドクターヘリに乗っていたときに出会った診療所を一人で守っていた同期の医師へのあこがれもあるが、沖縄にいた時代に教育講演を引き受けられた瀬戸上健二郎先生の代診を務め、瀬戸上先生の下甑《しもこしき》島に行き、圧倒的な実力の差を感じたことも大きかった。

若い女性が甲状腺のしこりで来院された。私は念入りにそのしこりを触診し、エコー（超音波検査）でチェックを行った。丁寧に患者さんに説明し、その患者さんを鹿児島市内の病院へ精密検査のため紹介する準備をしていた。そのとき、待合室で島民と談笑していた瀬戸上先生が「プンク（穿刺）、プンク」と言って入ってきた。そして「どれどれ、針を貸して。ちょっと腫瘤の中を見てみようか？」と穿刺した。黒っぽい液体が引けた。「これは血液だから心配いらんわ」と瀬戸上先生は笑顔で患者さんに言った。患者さんも安心した顔になった。瀬戸上先生はプレパラートにその血液をなすりつけて「お昼の船で送って」と私に指示された。患者さんには「水曜日には結果が出るから、そのときにきなさい」と言い、患者さんは「はい、わかりました」と笑顔で答えていた。島の外へ患者を送るのか、ガラス板一枚を送るのか。患者さんにとっては、大きな違いである。

在宅医療への誘い

バーンアウトして鹿児島に移った後、昔の指導医や先輩、仲間が本当によくしてくれた。毎日、内視鏡を握りながら、元気も出てきた。そんな矢先に、沖縄で一緒に救急を立ち上げた兄貴分の岩野歩先生が、福岡県宗像市で在宅医療専門のクリニックを開業された（写真）。私がバーンアウトしてからも、気にかけてくれていた。毎日内視鏡を操作する私に、その岩野先生からメールが届いた。

「齋藤、昔から地域医療をやりたいって言ってたけど、本心はどうだ？　在宅医療は齋藤

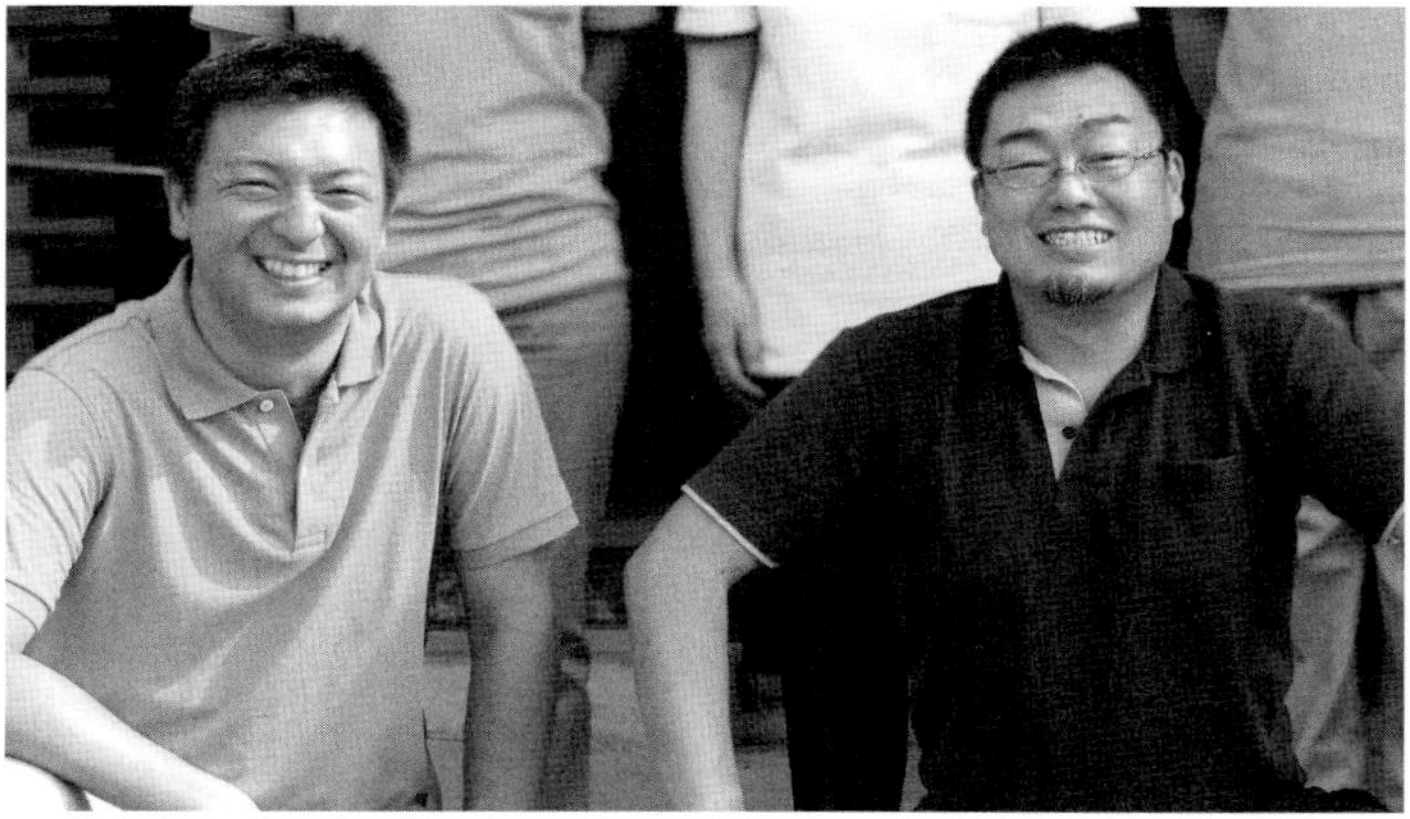

岩野先生（右）と

に向いているかもしれんぞ」

決して筆まめではない岩野先生からの連絡だった。岩野先生は救急のスーパースターだった。普段は「あれ持ってこい」「これ持ってこい」と、体育会系のぶっきらぼうな人だが、救急の緊迫した場面になると逆に言葉が丁寧になる。「看護師さん、点滴を持ってきてください」といった感じで、気持ち悪いくらい優しい口調になる。尊敬する岩野先生からの在宅医療への誘いだった。

岩野先生、怒られる

岩野先生の医院「コールメディカルクリニック福岡」（福岡県宗像市）へ見学に行ったのは二〇一二年八月一五日、お盆の最終日だった。人手がないなか、私が看護師役となり訪問診療に出かけた。

訪問先はアルコール依存症の一人暮らしのおじいさんの家。当時、尿も垂れ流しの状態で、畳の上にブルーシートを敷いて生活していた。ちょっと抵抗はあったが、靴を脱いで上がった。

夏の暑いさなか、水分がとれておらず、点滴をすることになった。しかし、点滴をするといってもおじいさんは畳の上で寝たままだ。岩野先生は手の甲に点滴をとるため、ひざまずき、ほふく前進するようにして点滴の針を刺した。なかなかうまく入らない。

「痛っ、へたくそ！」

ブルーシートの上にひざまずき、「アル中」の患者さんに怒られている岩野先生を見て、こんな医療があるんだ、と驚いた。医者にとって患者さんの家は完全なアウェーだ。家では医者よりも患者のほうが強い。病院では立場がまったく逆だ。これこそが医療のあるべき姿だ。患者の家で行う在宅医療というものが、すんなり自分の中に入ってきた。「これだ」と思った。

バーンアウトした私を拾ってくれた今村総合病院の仲間は恩人だ。だからこそ、そこを離れることを躊躇した。しかし、その鹿児島の仲間が私を元気にしてくれたからこそ、私は次のステップに、まさに念願の地域医療の道に戻ることができた。

逃げない医療

福岡での在宅医療は本当に勉強になった。医者になって本当によかったと思える日々だった。

岩野先生のクリニックにお世話になり、一カ月が経ったゴールデンウィーク初日。私ははじめて休日の電話番をすることになった。岩野先生は、私にひとつだけアドバイスをくれた。

「患者さんの家族からの電話だからな。いいか、相手は看護師じゃない、素人だぞ。夜中でも〈はい、起きていましたよ〉という声で電話に出ろよ」

そして続けて言った。

「呼ばれたらまず行け」

一〇年振りに岩野先生と一緒に働いた。今度は、救急とはガラッと異なる在宅医療の場であったが、理想の医療を岩野先生は展開し続けていた。二人で一週間ごとの夜の待機。岩野先生は一〇年前と、まったく変わらず、頼もしい先輩だった。

私が加入して一年が経とうとしていた冬、岩野先生が三日間入院した。今まで一人で二四時間、三六五日、昼夜かまわず在宅医療を守り続けた疲れがたまったのだろう。日頃「津波がきても、おれは逃げない」と言い続けていた。それだけ地域を守る覚悟を決めていた。地域からの信頼度は抜群だった。入院したときは、患者さんはもちろん、地域の医療者たちも相当心配した。

一人の医師が倒れたら、住民はその何十倍も困る。決して岩野先生のような大黒柱である必要はない。チームで支え合える医療は絶対に必要だ。

ある飲み会の場で、突然、岩野先生が「齋藤はおれの命の恩人だ」とスピーチをした。あまり人のことを褒めない岩野先生が酒の勢いに任せて、はじめて褒めてくれた言葉だった。三日間の入院期間中のことへの礼の言葉だったのだろう。

岩野先生は時々、突拍子もない行動に出る。あるとき診察室の奥でまじめに本を読んでいた。

「先生、めずらしく勉強ですか？」

「ちょっと船舶の免許を取ろうと思ってな」

福岡県宗像市には二つの小離島がある。宗像大島（人口約七〇〇人）と地島（人口約一七〇人）である。その後、岩野先生は、この二つの島に往診に行けるよう本当に船舶免許を取った。しかし、取ったはいいが操縦の腕はまだまだ…。患者の息子さんに「先生、へたくそだなあ」と言われながら船着場に停める技術を習っていた。

「この人、本気だな」

操縦の腕はともかく、岩野先生の地域医療にかける熱意に、周りは皆そう思っていた。

在宅医療の壁

岩野先生は、救急医からリハビリテーション医を経て、在宅医療の道に進んだ。患者と家族が大変な思いをして病院まで救急車で搬送される姿を、救急医時代に嫌というほど見てこられた。同時に、若い救急医が疲弊する救急の現場を、在宅医の立場から支えられないか、という強い思いもあった。岩野先生は、在宅医療専門のコールメディカルクリニック広島（広島県広島市）を立ち上げた救急医、岡林清司先生に弟子入りし、「のれん分け」をしてもらった。同じような在宅医療をいろいろな地域に展開できたらという思いがあり、「コールメディカルクリニック」という名前の下に「福岡」という地名を付けたのだ。私も将来は「コールメディカルクリニック千葉」を立ち上げたいと思っていた。だからこそ岩野先生は、私に在宅医療をイチから叩き込んでくれた。

しかし、どうしても超えられない在宅医療の壁があった。保険診療では医院から一六キロ圏内の患者宅にしか訪問診療に行けない。そうなると「一七キロのところに住んでいる患者はどうするんだ」ということになる。

たまたまテレビで「ＡＫＢ48」の総選挙が放送されていた。そこで「ジャカルタ48」という名前が流れてきた。アイドルの輪は遂に日本を超えたか。その瞬間「これだ！」と思った。私自身、自分の思考過程はこれほどまでに単純なのかと、少しあきれた。

岩野先生から本当に多くのことを学んだ。一緒に働いて純粋に楽しかった。岩野先生に診てもらえる診療圏の患者さんは幸せだ。しかし、在宅医療の手が届かない地域はどうしたらよいのだろう？　そんなことを考えていたら、居ても立ってもいられなくなった。そして、医療の手の届かない地域が、へき地や離島だということは、容易に想像がついた。

思いきって今思っていることを岩野先生にぶつけた。

「いったん、岩野先生のもとをはなれて、地域の輪を広げる活動をしたいと思っていますが、どう思いますか？」

岩野先生の回答はシンプルだった。

「こっちのことは心配するな。現場はおれに任せろ。おれにできないことを齋藤がしてこい」

岩野先生の言葉に励まされ、思い描いていたことを実現しなくてはという責任感に襲われた。もう近くに岩野先生はいない。想像している時間は楽しいが、いざ行動に出るとなると足がすくんだ。しかし、立ち止まってはいられない。輪を広げるには、まずは仲間を集める必要があった。

当時、若い医師の関心は海外に向かっていた。そこで若い医師たちが集まるような、世界で最先端のへき地医療トレーニングを日本に輸入しようと考えた。

地域医療の輪を広げる

この「在宅医療の壁」と「地域医療の輪を広げる活動」について、古くからの友人と福岡で焼き鳥を食べながら語り合った。すると「これは会社にしたら実現できる」という話になった。こうして一六キロ圏内を超えた医療、医療へのアクセスの改善を目指した私の在宅医療は、離島・へき地医療に若い医師を結びつける会社「ゲネプロ」（Genepro）へとつながったのである。

「会社にしたら実現できる」と断言したのは、ゲネプロの事務長になる宮島隆浩である。彼は、私が沖縄県で救急医療に携わっているときに臓器移植コーディネーターをしていた男だ。集中治療室で、私は主治医として家族に「残念ながら助かりません」と言い、その隣に彼は座っていた。そして彼は「助からない先に臓器提供という希望がある。今まで臓器提供について考えたことありますか？」という究極のコミュニケーションを家族と交わす。いつしか仕事以外のことも相談する親友になっていた。

ゲネプロのもう一人のメンバーは人事担当の矢田透だ。彼の本業はピアニストである。私が医学部五年生のときに出会って以来、面倒をみてくれる兄貴分だ。矢田とは友人のホームパーティで出会った。私は当時、新宿中央公園のホームレスの研究をしていた。「ホームレスが屋根のあるところに住めれば健康は確保される」という勝手な仮説を立て、ホームレス八七人にインタビューをした。結果は屋根がないところに住んでいる人のほうが元気だった。健康な人は友だちが多い。唯一、健康を害する要因は「睡眠時間四時間未満」という結果だった。そんな研究の話をパーティ会場で興味をもって聞いてくれたのが矢田だ。

宮島と矢田と私の三人で出資をして、二〇一四年九月一〇日に合同会社ゲネプロを設立した。ちなみに設立日は忘れないよう、矢田の誕生日の九月一〇日とした。

ゲネプロの目指すもの

鹿児島県の今村総合病院で内視鏡のトレーニングをしている際に、瀬戸上健二郎先生がケガをして診療ができなくなった、という連絡が入った。事務長が何人にも連絡をするが、急なことで代診医が見つからない。私が一〇番目くらいに声がかかったのかもしれない。急遽、代診医として下甑《しもこしき》島に渡ることになった。当時、私の勤務していた病院には消化器内科の医師だけでも六人いた。しかし消化器内科の部長はすぐに「行ってこい」とは言わなかった。六人の医師がいても忙しかったからだ。しかし下甑島の診療所の医師は瀬戸上先生が倒れたため現在ゼロだ。私は自分の立場を省みることもなく「行ってきます」と代診に向かった。クビになってもいいという覚悟だった。一人で出かける私に、先輩の医師は「大丈夫か」と頻繁に連絡をくれた。「ちゃんと帰ってこいよ」と気持ちよく送り出してくれた。

災害時は大勢の医師がくる体制が整っている。離島の医師が急に倒れた場合も、地域住民にとっては一種の災害である。行政も代診医の体制を構築はしているが、緊急時はなかなか難しい。また、離島で働いてみたいと思っている医師は少なからずいる。しかし、今働いている現場が忙しかったり、家族を抱えていると自由にならないことも多い。また、片道切符で離島に飛び込むことへの不安もある。一人で島を守るために休日も返上し、学会にも参加できず、最先端の医療から取り残されるのではないかなど、不安を考えたらきりがない。多種多様な要因が、その思いへの障壁となっているのは間違いない。また、離島に赴任しても、実力が伴わずその地域の役に立たなければ意味がない。

この経験から「ゲネプロ」の目指すものが、より明確になった。離島やへき地で闘える総合診療医を育て、困っている地域を支援するしくみ、いわばネットワークづくりに焦点が絞られた。

社名の「ゲネプロ」は、ミュージカル・オタクの私がつけた名前である。舞台用語で、最終リハーサルを意味し、ドイツ語のゲネラル・プローベからくる。離島やへき地出身でない私たちには、その場は最終リハーサルの場であり、片道切符ではなく往復切符で行く。将来は自分の故郷などで医師として働くための修練の場とする。不謹慎かもしれないが、そうでもしないと、若手を離島やへき地に呼び込むことは不可能かと思った。

瀬戸上健二郎先生にうかがう

それまでの離島やへき地医療は、テレビドラマにもなった『Dr.コトー診療所』（山田貴敏作）のようなイメージが強かった。離島やへき地に行ったら一〇年、二〇年はその土地に住み、地域住民と仲よくなる。そして休日も返上し、離島医療に貢献する。ところが、私たちが考えた離島・へき地のプログラムは、敢えて研修期間を一年間と限定する。

「一年という短期間だけ離島にくるとは何ごとか！」と、「ドクターコトー」のモデルとなった瀬戸上健二郎先生に怒られるのではないかと危惧した。しかし、このプログラムを立ち上げるきっかけとなった瀬戸上先生の許可を得ないわけにはいかない。宮島と矢田と私の三人で、瀬戸上先生のいる下甑《しもこしき》島にわたった。

まずは電話で瀬戸上先生に今回の訪問の趣旨を説明した。私の話を聞いた瀬戸上先生は、興味があるのか、ないのかわからない感じで「ああ、そうか」と言われただけで、電話を切られてしまった。昼食をご一緒しながら詳しい説明をしようと思っていたのだが、さて困った。そのままあてもなく三人で歩き、ボーッと海を眺めていた。

「瀬戸上先生は怒っているのだろうか」

「ビジネスと離島医療を混同するな、ときっと思っているに違いない」

考えれば考えるほど弱気になった。

宿に戻ってからも、ボーッとしていた。すると部屋に連絡があった。瀬戸上先生からだった。

「ゆっくり食事でもしながら話をしませんか」とのことだった。

瀬戸上先生のご自宅にうかがうと、奥様が手料理をたくさんつくって待っていてくださった。島にくるたびにお邪魔しては、奥様のおいしい手料理をたらふくご馳走になるのが、いつものパターンであった。しかし、今回ばかりは違う。食事があまり喉を通らない。

年長者の矢田が口火を切った。

「一年間限定のプログラムなんて可能でしょうか」

「先生、気を悪くされていたら申し訳ありません」

すると瀬戸上先生は何ごともなかったように話しはじめた。

「何を言いますか。私は今でも半年契約のつもりで島にいますよ。自由があるからこそ長くいられるんです。誰が離島に一〇年も二〇年もいなければならないと言いましたか！

そんなことは私はこれっぽっちも言ってませんよ」

瀬戸上先生は、私たちの危惧を一瞬で吹き飛ばしてくれた。

われわれ三人は、瀬戸上先生に背中を押されるかのように、世界を飛び回ることになった。

第三章　次々と現れるレジェンドたち

ロックランとの作戦会議

クロアチアのルーラル・ウォンカで出会ったオーストラリアの仲間たちを訪問するにしたがって、何となく離島やへき地で働く医師のイメージがわいてきた。オーストラリアを訪問する際は、毎回ロックランとテレビ電話で話をして旅程を決めることが習慣となった。

ロックランの住むバヌアツは日本より二時間進んでいる。テレビ電話の画面には、ロックランのバヌアツの家が垣間見れる。壁は真っ白で、天井にはファンが回っている。

今回もバヌアツのジャングル・クリニックの話に想像がふくらんだ。そしていつものように、彼に言われるがまま、とんとん拍子でオーストラリア再訪の予定が決まった。今回の滞在は五〇日間。今までで一番長い。今回の旅の大きな目的は、オーストラリアの中で

もへき地医療をリードするクイーンズランド・モデルを構築した「へき地医療の父」と呼ばれるデニス・レノックスに会うこと、そしてロックランの展開するバヌアツのジャングル・クリニックを訪れることであった。

ふたたびケア・フライトへ

デニスの住むトゥーンバに行くために、飛行機の時間調整が必要となり、シドニーで一泊することになった。急に時間ができた。そういえば、ケア・フライトの広報担当のマークが確かシドニーに住んでいるはずだ。連絡をしてみると「ランチがてらケア・フライトのシドニー基地に遊びにこないか」と言う。ケア・フライトについては、すでに紹介したが（44頁「ケア・フライト」参照）、一九八六年に初めて救急ヘリの事業として開始されてから、二〇一六年に三〇周年を迎えている。マークはシドニーの基地を案内しながら、離島医療に欠かせないヘリコプターと飛行機の必要性をどう国に説いたらよいのか教えてくれた。まさに広報担当のマークの専門分野だ。

このシドニー基地では、病院横のヘリポートにスタッフが常駐している。パイロット二人と運行調整員、パラメディック（救急隊員）。医師は二人で、そのうち一人は救急専門医

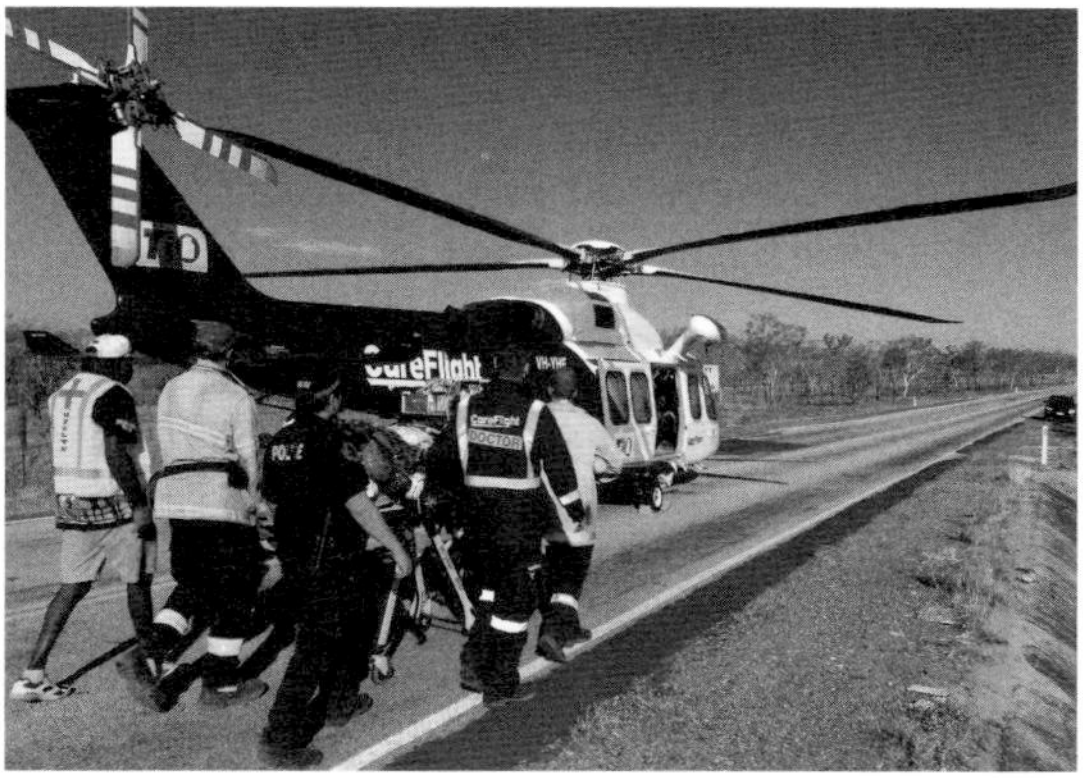

ケア・フライトのヘリコプターによる患者の搬送

を目指すレジストラだった。シドニーの基地は、日本のドクターヘリと同様、ヘリコプターのみで飛行機はない（写真）。外傷の現場出動が多いため、医師とパラメディックが同乗しているそうだ。以前に見学させてもらったケア・フライトのダーウィン基地は、新生児の病院間搬送が多いため医師と看護師が同乗していた。また飛行機も置いてあった。基地によりチーム編成が異なっている。

五〇日間の旅のはじめが救急関連のケア・フライトだったことは、私にとっては幸先のよいスタートとなった。今回の旅の成功と再会を誓ってマークと別れた。

「へき地医療の父」デニス・レノックス

大都会シドニーから飛行機に乗り、いよいよデニス・レノックスの住むクイーンズランド州の地方都市トゥーンバに到着した。日本でへき地医療のトレーニングを構築したいという私に、オーストラリアのへき地医療の粋も甘いも知り尽くしたデニスを引き合わせてくれたのはイーウェンだ。デニスは二〇〇七年にクイーンズランド州で、へき地で働く総合診療医になるためのトレーニングのシステムを構築した。今では「パイオニア」とか「へき地医療の父」といわれる絶対的存在だが、昔は苦労の連続だったという。そのデニスも六十五歳の定年まであと一年だ(訪問時)。

デニスは三十二歳という若さでトゥーンバにある中核病院の院長に就任した。しかし困難なマネジメントの連続で、バーンアウトしてしまった。その後は、クイーンズランド州のへき地医療の人材確保担当となった。当時、へき地で働く医師は外国人ばかりで、頭数をそろえるのがやっとだった。へき地医療の質は残念ながら低かった。

二〇〇三年、クイーンズランド州政府が外国人医師をへき地で働かせることに警鐘を鳴らし、デニスが携わっていたプロジェクトを中止させた。デニスは、そのときの出来事を次のように表現する。

「急に目の前の扉がバタッと閉まってしまい、真っ暗になった。どうやってその暗闇を抜け出したらよいのか、まったくわからなかった」

その後、二年間の準備期間を経た二〇〇五年、デニスを中心としたクイーンズランド州のへき地の医師たちが「ローマ・アグリーメント」を締結させた。「ローマ・アグリーメント」とは、へき地医療を守るために、へき地で働く医師を育成するためのトレーニングを構築するという決議である。「ローマ・アグリーメント」が締結されて一〇周年の記念式典が、締結の地クイーンズランド州の田舎町ローマで開催される。今回は、その記念式典にデニスが私を誘ってくれたのだ。

デニスの自宅がある地方都市トゥーンバは、緑が多く「ガーデン・シティ」として知られている。東西南北で、まったく景色が異なり、大牧場があったかと思いきや、反対側は山だったり、とにかくオーストラリアは広い。フラワーフェスティバルを三週間後に控えた公園では、ピクニックの家族連れが集まっていた。近くには大きな日本庭園を模した公園もあった。

デニスのお手伝い

デニスと一緒にいると、時間がゆったりと流れる感じがする。トゥーンバ空港に迎えにきてくれたデニスと街並みを散策した後、昼頃にデニスの自宅へ着いた。デニスの奥さんのシェリーがオーストラリア風のサンドイッチを準備してくださっていた。いろいろな具材がテーブルに並べられていて、自分でサンドイッチをつくるというものだ。

「これは何という名前の食べかたですか？」

シェリーが教えてくれた。

「それは、メイク・ユア・ウォン・サンドイッチ（あなただけのサンドイッチ）というものよ」

自分の食べたい具材をパンに挟んで食べる。日本の手巻き寿司に似ている。

「クイーンズランドのへき地医療のトレーニングみたいだな。好きな科目を選べる研修プログラムは、このサンドイッチづくりに似ているかもね」とデニスがにっこり笑った。

地域の医療ニーズにあった具材を自由にアレンジして研修するというのだ。紅茶を飲んで、オーストラリアやニュージーランドでよく食べられるアンザック・クッキーをいただいた。裏庭の木になっているアーモンドの実も割って出してくれた。ほんのり甘く、柔ら

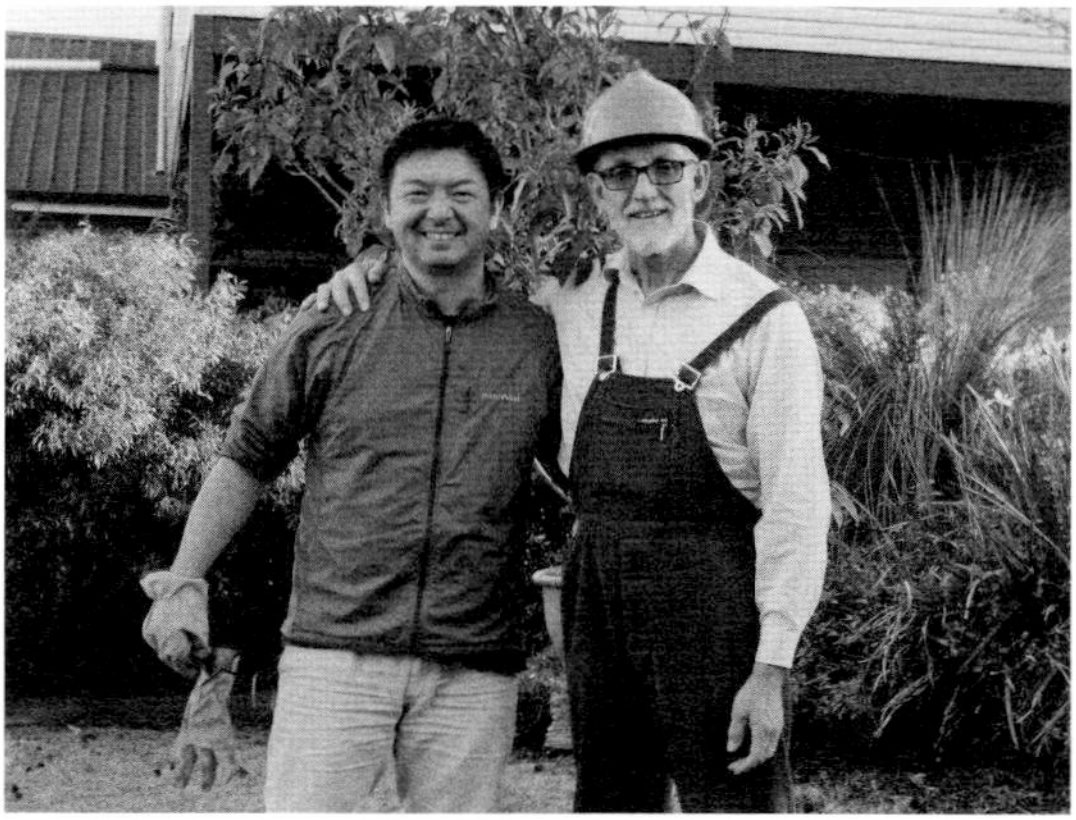

一仕事終えたデニス（右）と

かかった。食後、少し休憩していると、デニスに「ちょっと裏庭へ行こう」と言われた。何が起こるのかと、少しビクビクしながら付いていくと、そこにはニワトリが数羽いた。ニワトリは柵で囲われているが、飼い犬がその柵の下をくぐり抜け、ニワトリを食べてしまうという。その柵の補強をするから一緒にやらないか、とのことだった。

もともとは農業を科学する仕事をしたかったというデニスは、作業中に自然にまつわるいろいろな話をしてくれた。針金の曲げかたから始まり、木材の種類、鳴き声で鳥の名前がわかるということなど。「裏庭での仕事もする、これがまさにトゥルー・ジェネラリスト（真のジェネラリスト）だ。おまえにも認定証をやろう」デニスは笑って言った（写真）。

ちなみに「私の救急の師匠はヘリコプターの音で機種がわかる」とデニスに伝えたら、「私と同じだな」と笑ってくれた。

柵の補強を終えると、デニスは芝刈り機に乗り、作業を続けた。まるで、デパートの屋上にあるゴーカートに乗る少年のようだった。その間、私はオーストラリア最大の湖である「レイク・エア」（エア湖）のDVDを観るよう勧められた。「外で遊んだらダメだよ」と叱られた子どものように、私は部屋の中でそのDVDを小一時間、デニスの芝刈りが終わるまで観ていた。オーストラリアの広大なへき地と洪水によってできた湖、そして、そこに一時的に生息する生き物たちの映像だった。外ではデニスの「ゴーカート」の爆音が鳴り響いている。穏やかな休日の午後だった。

カナマラを散歩する

デニスにはローマの一〇〇周年記念式典に行く前に、カナマラという人口約一五〇〇人の町への出張の予定があった。カナマラは先住民が多く住む医療崩壊寸前の地域だ。私をカバン持ちとして特別に同行させてくれることになった。カナマラでは、地域住民と一緒になって、医師を確保するためのアイディアを出したり、地域を安全にするため自分たちでできることを考えたり、そして最大の課題は交流のまったくない二つの診療所をひとつにするという医療再編を行うことがデニスの仕事であった。そのカナマラに行く前日に、ご自宅に寄せていただいたのだった。

翌日、デニスと一緒に小型の飛行機でカナマラに向かった。途中、セントジョージという空港に寄り、何人かの乗客が降りた。まさにバスのような感覚だ。

九月のカナマラは暑かった。アクーブラというオーストラリアの男性がかぶる帽子とサングラスをつけたデニスとカナマラの土地を一緒に歩いた。

デニスは仕事のことで頭がいっぱいだろうと思いきや「この花はブーゲンビリアだ」「この木はボトルツリーだ」とか「あの家はクイーンズランダー特有の高床式だ」とか医療以外の話題がほとんどだった。鳥の鳴き声を聞いて「あれは、クッカバラ（ワライカワセミ）だ」と教えてもくれた。道路に水たまりがあって、水たまりを意味する「ビラボン」という単語が出てきた。その「ビラボン」の言葉の由来の話になり、そこから歌詞にその言葉が出てくるオーストラリアでは有名な「ワルチング・マチルダ」という歌の話になった。一人でワルツを踊る格好をしながら、その歌を歌ってくれた。

町の売店には「ＩＣＥ（アイス）」と書かれたポスターがあった。これは若者が好む違法薬物（覚醒剤）だ。「この町は、このように危険だから常勤の医師を探すのが難しいんだ」

とデニスは言った。

カナマラの住民との交流

地域住民との交流会が開かれた。暑いなかではあったが、デニスは先住民のアートで彩られた水色の綺麗なネクタイを締めていた。ネクタイをしているのはデニスだけである。デニスの地域住民への敬意の表れだ。

交流会は「スモーク・セレモニー」ではじまった。先住民特有のセレモニーで、煙を炊いて、祖先に敬意をはらうのだそうだ。その後は、様々な楽しい企画が目白押しだった。住民が変装して理想の地域像を表現したり、画用紙に絵を描いたり、皆でドーナツを食べて懇談したり、それはざっくばらんな楽しい会であった。

会の途中、このプロジェクトを研究するクイーンズランド大学ビジネススクールのロビン・キングと一緒に、隣町のクーピーまでドライブに出かけた。クーピーはカナマラと同程度の地域だ。デニスらによるクイーンズランド州のプロジェクトがカナマラに介入することで、比較対象として定めたクーピーと、どのくらいの差がでるのか？　ロビンが比較研究を委託されていたのだ。

カナマラから車で約一時間、クーピーもかなりの田舎町だった。

カナマラ病院

さて、常勤医のいないカナマラ病院とはどのようなものだろうか？　デニスのチーム三人と訪問した。建物は古いが、病院で働くスタッフには活気があった。ちょうどグレッグという六十五歳の医師がローカム（代診医）として短期応援にきていた。グレッグは、長年クイーンズランド州のへき地で働いたのち、六十歳を境に代診医の生活に転向したとのこと。月のうち二週間は代診医として働き、二週間は大都市ブリスベンで奥さんと庭の手入れをして、ゆったりとした人生を過ごしているそうだ。一番驚いたのはカナマラ病院の責任者だ。それが若い看護師だった。明るくはつらつとしていて、暗い雰囲気がまったくない。しかも彼女はカナマラの出身ではない。

「カナマラで働くのは大変じゃない？」

「まあ、やるしかないわ！」

笑顔でさらりと返された。

とにかくカナマラは人手が少ない。放射線技師がいないので、庭の手入れをするスタッ

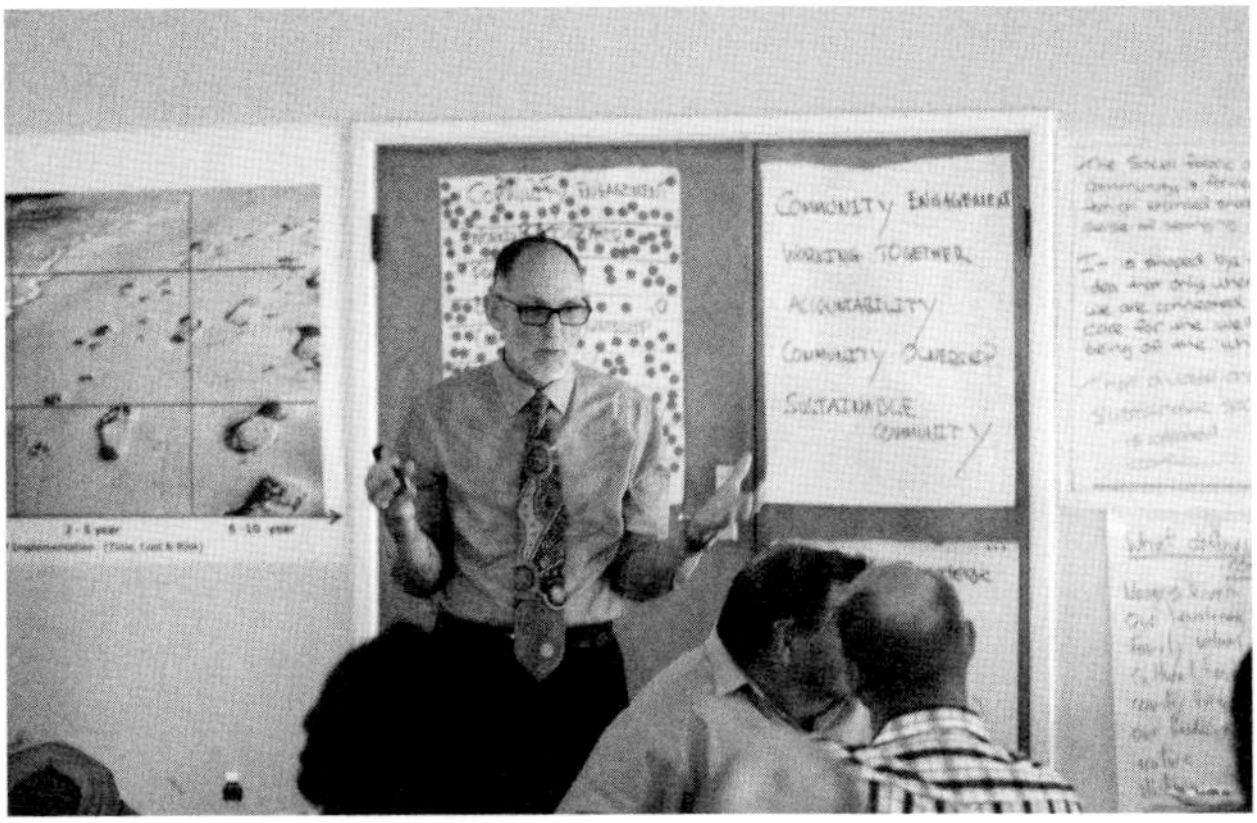

先住民アートのネクタイをつけて話すデニス

フを学校に行かせて、レントゲンを撮れるように教育したらしい。

カナマラの診療所

カナマラの診療所は「コ」の字型の建物で、片方は公立の診療所、もう一方は先住民の診療所。たかだか一〇〇〇人の町に二つの診療所は必要なく、人材の面からも統合したほうがよいというのが、デニスたちの考えだ。しかしこの二つの診療所は昔から深い確執があるそうだ。カルテも共有されていない。診療所間のほんの一〇メートルの距離が埋まらない。

デニスは両方の診療所の職員を集め話をはじめた。デニスは、この日も先住民アートのネクタイを締めていた（写真）。今回は赤色の模様だ。いつもと変わらない紳士的な態度で、統合の必要性を静かに力強く語った。そして、職員をねぎらうことも忘れてはいなかった。

ここの診療所の責任者もまた女性の看護師だった。「夫がカンガルーの狩猟をしているから、マナブも見に行ったらどうか？」と言われ、早朝に見に行った。草があまりない赤土の景色に、大きなカンガルーの群れがあった。とても強そうだ。

見学した帰り際に、その責任者の看護師がTシャツをプレゼントしてくれた。胸にはA Deadly Choice is a healthy choice. と書いてあった。deadly choiceとは先住民のスラングで「よい選択」という意味らしい。つまり、よい選択をして健康になろう、というキャンペーンなのだ。

それから二年後、二つの診療所はひとつになった。デニスが引退した翌年のことだった。

カナマラからローマへ

先住民の文化にどっぷり浸かったカナマラを離れ、いよいよローマでの一〇周年記念式典に向かうことになった。デニスは車を取りにトゥーンバにいったん帰るとのこと、ローマまでの約五時間の車移動は、デニスの右腕、ディリップ・デュペリアが運転してくれる

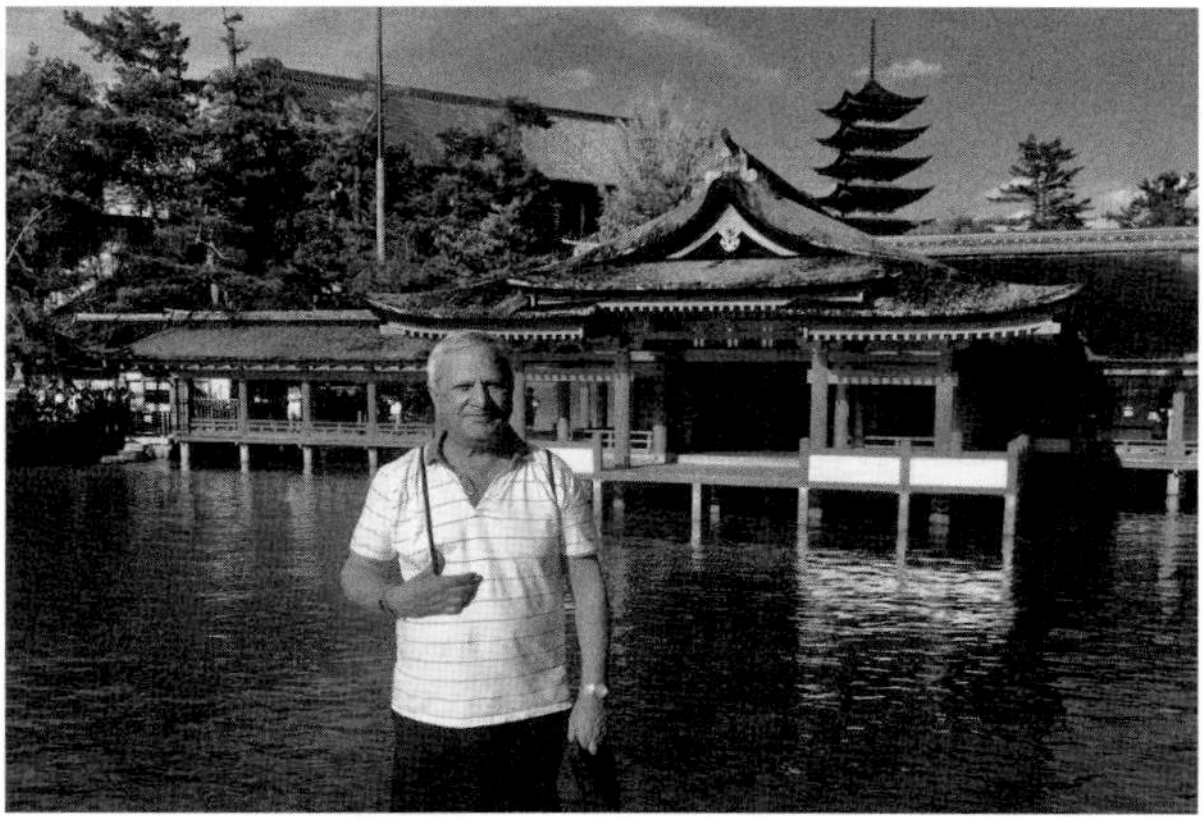

来日したときのディリップ

ことになった。五時間もの車での旅はどんなものになるのだろう？　ずっと英語でヘトヘトになるんじゃないかな、などと余計なことを考えながら、ディリップの車に乗った。五時間もの運転をしてくれるディリップもデニスと同じ六十代（写真）。

ディリップはインド系の両親のもとに、南アフリカで生まれた。当時はアパルトヘイトの全盛期であった。インド系のディリップは、南アフリカの医学部に入ることができず、アイルランドの医学部に入った。そして、医学部高学年で白人のアンに恋をした。アイルランドの医学部を卒業するときには大きな選択が待っていた。アンをとるか、祖国をとるか。

アパルトヘイトが色濃く残っていた南アフ

リカでは、有色のディリップが白人のアンと結婚することは認められていなかった。ディリップは祖国南アフリカを捨て、アンをとった。これは両親にも会えないことを意味する。しばらくしてアパルトヘイトは終わり、オーストラリアに移ったディリップとアンのもとを両親が訪ねることになる。五時間の移動はディリップの激動の人生の話であっという間だった。笑いあり涙あり。映画のワンシーンのようだった。

ローマに着く一時間前くらいのところでパブに入った。店の名前は地名をとってマカディーラ・パブ。マカディーラの人口は一二人だという。パブの中の人数を数えてみると、ディリップと私以外に一一人の地元民がいた。ディリップがマスターにたずねた。

「あと一人はどこにいった？」

「ここにいるよ」

パブのマスターが私たちのビールを注ぎながら笑っていた。ディリップとパブの外にあるベンチに座り、夕焼けに照らされながら、旅の疲れを癒した。このディリップとの出会いが、その後のプログラム構築の大きな支えになるとは、夢にも思っていなかった。

ローマでの一〇周年記念式典

へき地医療のトレーニングを構築しようと締結された二〇〇五年の「ローマ・アグリーメント」から一〇年。今ローマに、立ち上げのメンバーら多くの関係者が集まった。一〇周年記念式典「ルーラル・ジェネラリスト・クリニカル・フォーラム」(Rural Generalist Clinical Forum) である。ルーラル・ジェネラリストとは二〇一四年にケアンズ・コンセンサスで定められた、へき地で働く総合診療医の名称である (125頁「ルーラル・ジェネラリスト」参照)。外来診療のみならず、病院医療、そしてアドバンスド・スキル (18頁「だれが産科を診るのか」参照) をもつ医師を指す。

そこには、イーウェンの姿もあった。私に会うなり「疲れた顔をしているけど大丈夫?」と優しく声をかけてくれた。

毎日慣れない土地で英語の連続である。知らないうちに疲れは溜まっていたはずだ。イーウェンはそれを察してくれたのだろう。

クロアチアで会った懐かしい顔ぶれもあった。アクルム (ACRRM、オーストラリアへき地医療学会) のマリタとプレジデントのルーシー、ジェームス・クック大学のタルン、トレーニング・オーガナイゼーションの指導医グラハム、そしてデニスにディィリップ、イーウェン。オーストラリアのポリシーメイカー（政策担当者）から、学会や大学関係者、そしてへき地の医師など総勢一〇〇人が集まった。そして、彼らは私をひとりぼっちにしないよう、次から次へと声をかけてくれた。

デニスの苦く悔しい経験から一〇年。へき地に若手医師がこぞってくるようになった今、デニスはラジオ局の取材を受けていた。

「この一〇年で、へき地医療が広く認識されてきた。へき地医療が都市部の専門医療と同じ価値となり、へき地で若手が研修するための受け皿がつくられた。次の一〇年はリーダーの育成とへき地のリサーチに焦点を当てることが大事だ」

しっかりとしたデニスのビジョンのもとに盤石な体制が敷かれていた。まだ一〇年しか経っていないのは驚きだ。行政、大学、学会、医師会、民間、そして地域。すべてのステイク・ホルダー（利害関係者）が、同じテーブルについている。デニスはこの式典で二〇一七年六月での引退を表明した。

デニスのような政策と現場を行き来できるリーダーはもう出てこないだろう、ともいわれている。へき地医療にかかわる誰からも「絶対的なリーダー」と称賛されるデニスと、カナマラからローマと一週間近く一緒に過ごした。デニスと靴を磨いたり、朝食の準備をしたり、さらに朝のジョギングを一緒にしたことなど、デニスの生き様を垣間見られたことは、私の一生の財産になった。デニスは今回の旅の終わりに、私にはなむけの言葉を贈ってくれた。

「リーダーシップとは、おのれの努力と相手への思いやり、そして自然を含め周囲の環境への感謝、つまり人脈と努力で獲得するものだよ」

私はテナントクリークにいたときと同じ疑問がわいた。

「人は何に集まるのでしょうか？」

デニスは言った。

「人が集まるような受け皿（パスウェイ）をつくること。オーストラリアの一〇年間の試行錯誤、すべてを教えるよ。しかし失敗は真似する必要はない。日本で立ち上がったら見に行きたいね」

台湾以来のナレン

オーストラリア総合診療学会（ＲＡＣＧＰ）の年一回の学術集会がメルボルンで開催された。メルボルンといえば、台湾で開催されたウォンカの懇親会で隣に座ったナレンが住んでいる（2頁「台湾での前哨戦」参照）。すべてのはじまりはナレンからだ。お礼を言いたかったし、会いたかった。連絡をすると自宅に招待してくれるという。ホテルのロビーで待ち合わせ、ナレンの自宅まで連れて行ってもらった。

宮廷みたいな立派な家だ。食卓には所狭しとスリランカ料理が並んでいる。すべて奥様の手づくりだ。とにかくおいしい。台湾で出会ったときのような緊張感はもうない。久しぶりに実家に帰ったような不思議な気分だった。とにかく食べて、話をしてというリラックスした時間だった。帰りもホテルまでナレンが送ってくれた。途中、急にお腹が痛くなり、ナレンに心配をかけた。

「大丈夫？　料理が合わなかった？」

「いいえ、おいしくて食べ過ぎてしまいました」

「じゃあ、またスリランカ料理つくっておくから、いつでも帰っておいで」

またナレンに報告できるようにがんばりたい。

日本語を話すロナルド・マッコイ

オーストラリア総合診療学会（ＲＡＣＧＰ）の学術集会は大規模だった。オーストラリア全土の総合診療医が集まる国内最大規模の学会だ。歴史は六〇年を超える。各州の代表のみならず、学生代表や研修医代表も集まった。

クロアチアで歓迎してくれたエイマンが代表を務める「へき地医療部会」のシンポジウムでは「へき地医療に飛び込んだが、実力不足で頭が真っ白になり、指導医に助けられながら何とか研修を乗りきった」という若手医師の発表に対して、会場からは、医学生のうちからへき地に必要とされる医師像をイメージすることの必要性や開業してからも知識や技術の維持が大切であり、一年のうち約二週間はスキル維持のための研修予算が確保されていることなどが発言されていた。

オーストラリア総合診療学会（ＲＡＣＧＰ）の本部に行き、へき地研修の内容を教えて欲しいとお願いした。

「日本語が話せる者がおりますのでお待ちください」

「日本人がいらっしゃるんですか？」

ドキドキしながら待っていた。すると出てきたのは、ロナルド・マッコイという教育担当者だった。

「マイトシ、ニホンニイッテマス」

二〇一三年から日本の文化に興味をもち日本語を学んでいるそうだ。書道や三線《さんしん》も習っている。総合診療学会の本部に長年勤め、カリキュラム作成やガイドラインの監修などを行う、医学教育の大ベテランだ。とても心強い。二カ月後には日本にくるとも言う。再会が楽しみだ。

いよいよバヌアツへ

オーストラリアのへき地視察と学会参加を終え、次の目的地はオーストラリアの東側諸国のひとつバヌアツだ。南北約一二〇〇キロに渡る八三の島々からなり、世界で一番幸せな国として選ばれたこともある。バヌアツのポートビラ空港でロックランが待っていてくれた。五カ月前にクロアチアで出会って以来だ。

テレビ電話で何度も話し合いを重ねるなかで、今回、ロックランたちの仲間に入れてもらえることになった。すっかり意気投合し、旧友のように思えたが、直接会うのは今回が二度目だ。ロックランは、WHO（世界保健機関）の南太平洋支部のスタッフ、ジェームス・クック大学の准教授、NPOロケットシップの代表、そして総合診療医…、多くの役割を担っている。大学院では公衆衛生も学んでおり、地球温暖化と離島医療の関係を研究している。アクルム（ACRRM、オーストラリアへき地医療学会）の研究チームの代表も務める。彼には、バヌアツやトンガなど南太平洋地域の離島で働く医師を育てたいという夢がある。一方、私には日本の離島で働ける医師を育てたい、という夢がある。お互いの夢と夢とがクロアチアでぶつかり合った結果、今回のバヌアツ訪問に結びついた。

南太平洋医学会への参加

バヌアツ訪問の目的のひとつに、ここで開かれる南太平洋医学会(Pacifica Medical Association Conference 2015)への参加があった。バヌアツやフィジー、ミクロネシアやニュージーランドなどの離島諸国が集まっての学会だ。学会はバヌアツを襲ったサイクロン(サイクロン・パム)による被害の振り返りからはじまった。サイクロン・パムの被災からまだ半年しか経っていない時期だったが、バヌアツは着実に復興に向かっていた。開会の式典には大統領も参加していた。東日本大震災の際、バヌアツの大統領は真っ先に日本への支援を申し出てくれたそうだ。また平均月収が一万円にも満たないバヌアツの漁師たちが日本に支援金を送ってくれた話もあった。そのお礼も大統領に伝えたかった。

大統領は私が日本からきたことを知り、「タンキュー・タンキュー」と何度も言いながら、両手で握手をしてくれた。バヌアツの大統領は首脳会談のために来日されたこともあるロンズデール大統領だった。サウス・パシフィック大学の学長として、南太平洋諸国に若者の育成が必要であることを訴える正義感の強いリーダーだ。大統領はこの後、六十七歳の若さでこの世を去った（二〇一七年）。急性心筋梗塞の診断で、ロックランたちがサポートするポートビラ中央病院に運ばれたのだった。

バヌアツには医学部がないため、バヌアツで医師になるには海外に出る必要がある。近くではフィジーやオーストラリア、ニュージーランド。遠くになると、キューバや中国まで勉強に行く。国費留学生だ。ちなみにキューバには世界一七カ国から医学生が集まり、机を並べて勉強しているそうだ。ちょうどキューバでの研修から帰ってきた若手医師が、キューバの医学部で学んだことを報告していた。

帰国した彼らはまだ医師としては研修医と同じくらいのレベルだが、国費留学生としての責任と自覚がある。そしてバヌアツの医療を世界レベルに押し上げようと必死である。目の輝きは凄まじく、私などは後ずさりしそうになるほどだった。国を守る責任感が表情に現れている。

学会の懇親会では、彼らによる合唱の披露があった。おそろいの赤と白のアロハシャツを着て壇上に立った。その集団にはロックランもいた。歌の意味は現地の言葉なのでよくわからなかったが、未来への希望や愛国心などを歌っているような雰囲気だった。

あまりにも迫力があったので、その光景をカメラに収めようとした。なぜか涙があふれ、

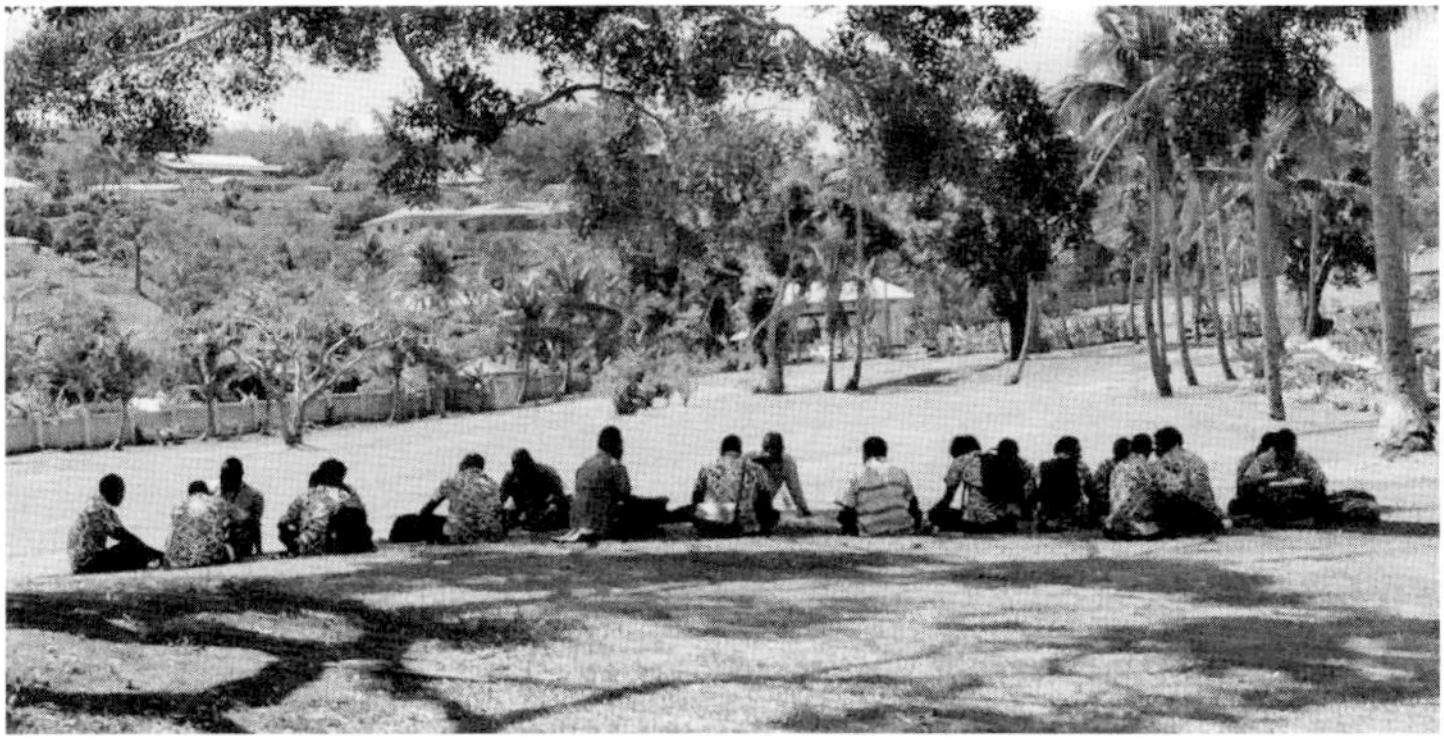

バヌアツの若手医師たちと樹の下でランチ

手が震えた。彼らの歌声を聴くと、世界はひとつだ、と大きな気持ちになった。下を見れば広い大地や海で国が仕切られているが、上を見れば同じ空でつながっている。

学会の最終日は、バヌアツの若手医師たちと大きな樹の下で昼食をとった（写真）。彼らの夢は「よい医者になって国民を助けることだ」と口をそろえて言った。

ポートビラ中央病院

バヌアツでは、ロックランの従弟《いとこ》でジェームス・クック大学医学部六年生のアイザックがエレクティブ（選択研修）をするというので、一緒に回診に参加させてもらった。ポートビラ中央病院には外来と入院病棟、そして産科病棟、手術室がある。病院の救急車が救急外来入口に止まっているが、中をのぞくと男性の看護師が喘息の患者を診察していた。医師がいないので、看護師が対応しているのだ。机の上には、アリススプリングスで見たことのある『プライマリケア・マニュアル』が置いてある。センター・フォー・ルーラル・アンド・リモート・ヘルスが出版した本だ（31頁「超へき地のサポート体制」参照）。

病院はここしかないので、外来も入院病棟も産科病棟も混んでいる。手術室に行ってみると、バヌアツ史上二人目の女性医師、ティルディアナがいた。フィジー大学の医学部を卒業した麻酔科とＩＣＵを担う手術室の責任者である。とても清潔感のある手術室だった。

ポートビラ中央病院は、建物はしっかりしているが、機器が圧倒的に不足している。心電図モニターは救急外来に一台のみ。日本製だった。そして、ＣＴやＭＲＩはもちろん、エコー（超音波装置）もない。メンテナンスをするスタッフがいないので、壊れたら修理をするのにひと苦労だという。麻酔器もひとつは修理中で、今、部品を日本から取り寄せているとティルディアナが言っていた。

病棟回診に同行させてもらった。三年目の医師が入院患者の胸水を抜いていた。日本であればエコーを見ながら針を刺し、胸水を抜くのが一般的だ。しかし、エコーがない。彼は患者のレントゲン写真とにらめっこしながら、患者の背中を何度も何度も打診していた。胸水がたまっている部分を確かめ、恐る恐る、丁寧に針を刺した。玉の汗をかきながら慎重に針を進めると、無事に胸水が抜けてきた。

「ふーっ」

彼は安堵のため息をついた。鬼気迫る光景だった。

左半身麻痺の患者がいた。中年男性だ。アスピリンによる治療をはじめたという。CTがないなかで、患者の病歴と身体所見から脳出血ではなく脳梗塞と判断したそうだ。CTやMRIでの検査が当たり前な環境に慣れてしまった私には、仮に脳梗塞と容易に判断できたとしても、脳出血と治療法が正反対で大出血の危険性を伴う血液をサラサラにするアスピリンを投与することは怖くてできない。

インターネットが普及し、だれもがCTやMRIがこの世に存在していることは知っている。そのギャップをバヌアツの医師たちは跳ね除けるかのように、たくましく責任感をもって、前を見て医療をしていた。

ムードメーカーのサム・ジョーンズ

今回のバヌアツ視察には私と同年代のサム・ジョーンズがいた（写真）。彼はロックラン

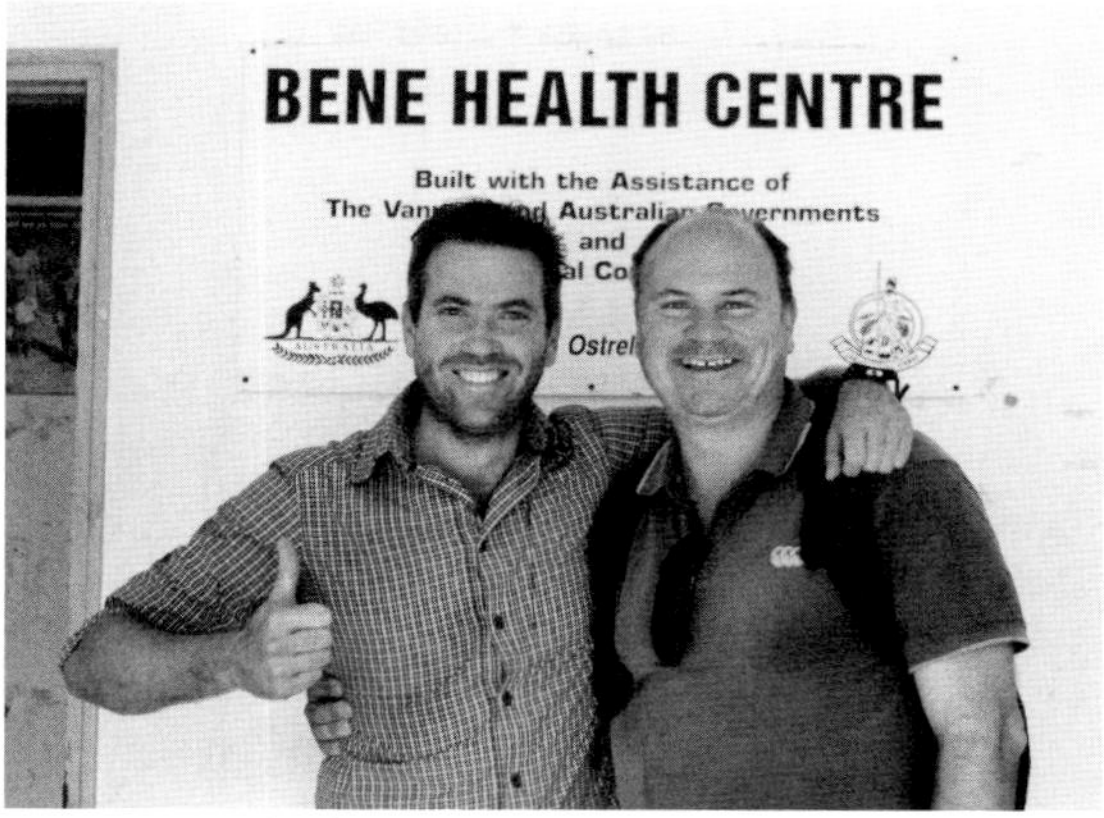

ロックラン（左）とサム・ジョーンズ（ジャングル・クリニック前で）

が代表を務めるNPOロケットシップの精神的支柱だ。国境なき医師団（MSF）の一員として南スーダンでの活動にもかかわった経験豊富な総合診療医だ。救急、産科、緩和ケアにも精通し、診療の幅がとにかく広い。心温かく、ユーモアたっぷりで、サムの周りには笑いが絶えない。

サムは、パプアニューギニアとオーストラリアの間に位置するトレス海峡諸島のひとつ、木曜島で働いている。木曜島は英語ではThursday Islandで、皆はその頭文字をとってティー・アイ（TI）と呼んでいる。人口は約三〇〇〇人。周辺には一〇以上の小離島を抱え、そこからの患者を、すべて木曜島病院で引き受けている。木曜島病院はトレス海峡諸島のハブ病院だ。時には、パプアニューギニアからの患者もくるという。また、周辺の離島には、ヘリコプターで巡回診療に行くこともある。忙しい病院だが、数多くの経験できるという理由で、木曜島は若い医師たちの憧れの島でもある。

ジャングル・クリニックへ

ＮＰＯロケットシップのメンバーの一人、看護師のセーラがセーブ・ザ・チルドレン・オーストラリアのバヌアツ支局を訪れた。私たちも同行させてもらった。

セーブ・ザ・チルドレンでは医療者のいない島に、ビレッジ・ヘルス・ワーカーを教育して配置するプロジェクトが動いているという。ビレッジ・ヘルス・ワーカーは、医療従事者が不足している地域でプライマリ・ケアを提供する。しかし、一般的にはビレッジ・ヘルス・ワーカーが働くヘルスセンターまでは遠く、また、たとえ行けても、そこには助産師がいないため、お産は家でする習慣が残っている。結果、自宅で出血死する妊婦もいるという。セーブ・ザ・チルドレンには、お産に必要なセットをヘルスセンターに提供するプロジェクトもある。他にも失明予防のキャンペーンなども行っているＮＰＯだ。

バヌアツ支局を訪れたその足で、皆でヘルスセンターを訪問した。若い女性のビレッジ・ヘルス・ワーカーが自身の働くヘルスセンターを案内してくれた。必要最低限の薬をそろえている以外は、普通の公民館のようだ。机にＷＨＯから支給された成人用と小児用のガイドブックが置いてあった。地域に住み、地域の拠り所となっているビレッジ・ヘルス・ワーカー。彼女たちの働きそのものが、まさにこの地域に必要なプライマリ・ケアなのだ。彼女は「もっと勉強がしたい」と言っていた。将来は、ロックランたちが育てているバヌアツの若手医師たちが彼女たちの教育をするに違いない。

ヘルスセンターを後にして、いよいよこれから巡回診療だ。私たちが働くことになる通称「ジャングル・クリニック」は、エスピリトゥ・サント島にある。バヌアツの首都ポートビラから小型飛行機で一時間弱の島だ。そこにある空港からトラックで走ること小一時間。ロックランが家族と呼ぶ仲間たちが暮らす集落に着いた。この島には空港の近くに小さな病院がある。しかし、島民のほとんどは遠くて行けない。救急車も車もないからだ。

今回の訪問の真の目的は、その集落の区長たちを支援することだった。この地域を長年守り続けてきたベテラン看護師が、少し前に引退したため、残された区長たちが、その集落のヘルスセンターを守っている。

これから数日間泊めていただく区長の家に荷物を置いて、集落を散策した。教会や墓があるくらいで、ほかには何もない。ニワトリの鳴き声と犬の遠吠えが聞こえる。ヘルスセンターは歩いて一〇分のところにあった。建物には日本のロータリークラブのマークがある。建てられてから、もう二〇年くらいは経つであろうか。丁寧に使われている印象だが、中には何もない。ここで今日の一日だけ診療を行う予定である。すでに区長が住人たちに知らせていたので、ポツポツと地域住民が集まってきていた。集落には約二〇〇人が住んでいるという。

私たちのチームは、医師はロックランとサムと私の三人。それに看護師のセーラ、医学生のアイザックの計五人だ。診察室を二つ用意し、セーラは問診と血圧を測る係。サムとロックランが診察にあたる。アイザックは、サムの診療の手伝い。私は、すべての流れを把握する係、つまりロジスティック（＊1）を担当することになった。

遠くの住民は、ロケットシップのトラックの荷台に乗ってやってきた。まずは受付が必要だ。入口に古い机を設置し、区長が指名した愛想のよい男性に受付を依頼した。住民たちは、みんな楽しそうに受付のノートに名前と生年月日を書いてくれている。

裏庭には古い体重計があった。試しに、その受付係の男性が乗ってみた。針は二〇キロ

（＊1）ロジスティック：もとは軍事用語で物資の補給などをつかさどる兵站を意味するが、医療活動全般をマネジメントする意味にも使用されている。特に災害医療で重要になる機能である。

を指している。こんなに軽いわけがない。もう一度乗ると四〇キロ。次は六〇キロ。こりゃダメだ、と笑いながらその男性は受付に戻った。

住民は入口で受付をすませると、セーラによる問診を受ける。セーラはフィジーにも住んでいたことがあるため、現地の言葉も少しわかるようだ。住民からは「貧血が心配」とか「目が見えにくいが、どうしたらよいか」など、診療というよりは病気の相談がほとんどだった。一人、足をけがした男の子がきたが、サムが男の子をゲラゲラ笑わせながら手当てをしていた。ロケットシップのメンバーは皆、医師、看護師としての実力はもちろんだが、とにかくコミュニケーション能力が高い。すぐにその地域に溶け込み、ワイワイ楽しそうだ。遠くからきてやったんだぞ、といった偉そうな雰囲気はもちろんない。自分たちができることは何なのか、そして自分たちが帰った後に必要なのは何なのか、とことん区長と話をしていた。そのときの区長の安心した笑顔は忘れられない。

バヌアツ・スマイル

クリニックには総勢五〇人がきた。およそ地域住民の四分の一だ。夜は、地域の方々が、手料理でもてなしてくれた。イモ料理がメインだったが、たくさんの種類のイモ料理が出てきた。私たちが診療をしている間、地域の女性陣が集まって準備をしてくれていたのだ。夜の歓迎のセレモニーは、牧師さんの挨拶ではじまった。私たちへの労いと、今回の縁に感謝しているという話だった。そして、私たち一人ひとりに首から花かざりをかけてくれた。フィナーレには子どもたちも参加しての歌やダンスを披露してくれた。バヌアツ・スマイルという大きなプレゼントだった。この「縁に感謝」という区長の言葉を噛みしめたひとときだった。セレモニーが終了した後も、村の言葉を夜遅くまで教えてもらった。

いよいよ旅立ちのときがきた。区長の表情も少し寂しそうだ。ロックランが、何かお礼をしようと提案した。皆で考え、区長の家にマットレスを五つと、新しいトラックのタイヤを寄付した。

区長は「タンキュー・トゥーマス」と言った。バヌアツでの「サンキュー・ベリーマッチ」だ。そして区長は続けた。「あなたたちはもうニー・バヌアツだよ」バヌアツの地元民と同じ仲間だという。ロックランのおかげで、素敵なご縁に恵まれた。

第四章

人が集まる場所に行く

二〇一六年二月から三月にかけての約一カ月間、再度オーストラリアを視察することになった。ゲネプロを立ち上げてからは三度目のオーストラリアとなる。今回の旅の目的はイーウェンから紹介してもらったカンガルー島のティム・ルーインバーグとブルームのケイシー・パーカーに会うことだ。イーウェンのメールには「彼らの書いているブログが素晴らしく教育的であり、そして世界的に有名なへき地の医師だ、絶対に訪れる価値はあるし、少なくとも連絡をとってみる価値はある」とあった。

「第三章」で紹介したデニスをはじめとするレジェンドたちは、皆クイーンズランド州をベースにしている。クイーンズランド州は、オーストラリアの中でもへき地医療の体制が飛び抜けて整備されている。一方、今回訪問するのは、南オーストラリア州と西オーストラリア州だ。両方とも、へき地医療に関してはそこまで整備されておらず、アクルム

（ACRRM、オーストラリアへき地医療学会）のプログラムもあまり浸透していないという。

「どんなへき地であっても、教育のあるところに本当に人は集まるのだろうか」

そして、テナントクリークでサムが言った「人は人に集まるのではなく、人は場所に集まる」という理由を探しに行くことにした。

自家用飛行機でカンガルー島へ

イーウェンが紹介してくれたティム・ルーインバーグは、もともとイギリスで救急医として働いていた。旅行で訪れたカンガルー島に一目惚れして、奥さんと一緒に移り住んだ。カンガルー島は、南オーストラリア州の沖合に浮かぶ島で、島の面積の三分の一以上が自然保護区となっている。カンガルーはもちろん野生のコアラや、海辺に行けば多くのアシカも見ることができる。記憶に新しいオーストラリアの山火事（二〇一九年九月から二〇二〇年二月まで続いた森林火災）では、多くのカンガルーやコアラが犠牲となり、またティムのサマーハウスも焼けてしまった。ティムのフェイスブックには日々焼け野原になるカンガルー島の風景が投稿された。相当怖かっただろうし、悲しかったに違いない。

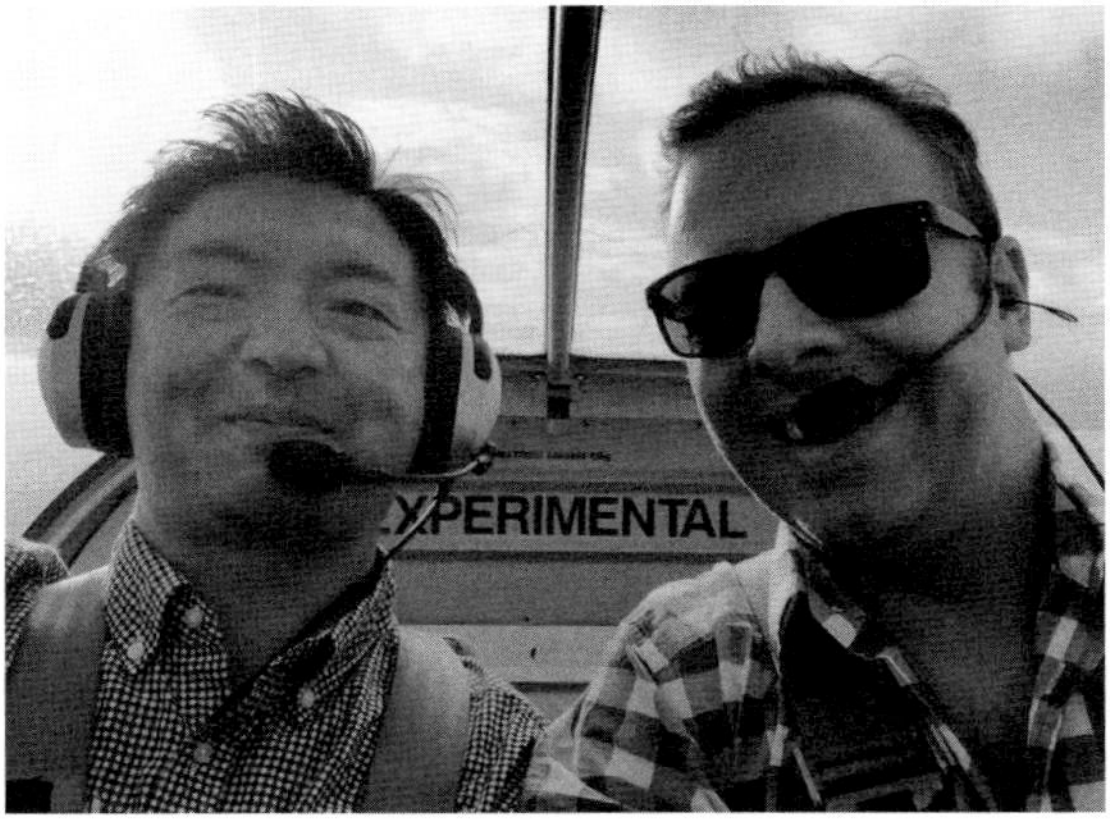

カンガルー島へのフライト（右がジェリー）

今回のカンガルー島行きは、クロアチアで仲よくなったジェリー（オーストラリア総合診療学会の仲間たちとの食事会に誘ってくれたメラニーの夫、7頁「クロアチアでも探し続ける」参照）が自家用のプロペラ機で送ってくれることになった。ジェリーは広島でしばらくホームステイをしたことがあるへき地の総合診療医だ。「燃料代は私が払うから」という形にしたが、結局は受けとってくれなかった。アデレード空港からカンガルー島への約二時間のフライトは、天候にも恵まれ、それは気持ちのいいものだった（写真）。ジェリーのプロペラ機がカンガルー島の飛行場に近づくと、大きなカンガルーが立っているではないか。なんとティムが気温三〇度を超えるなか、カンガルーの着ぐるみを着て待って

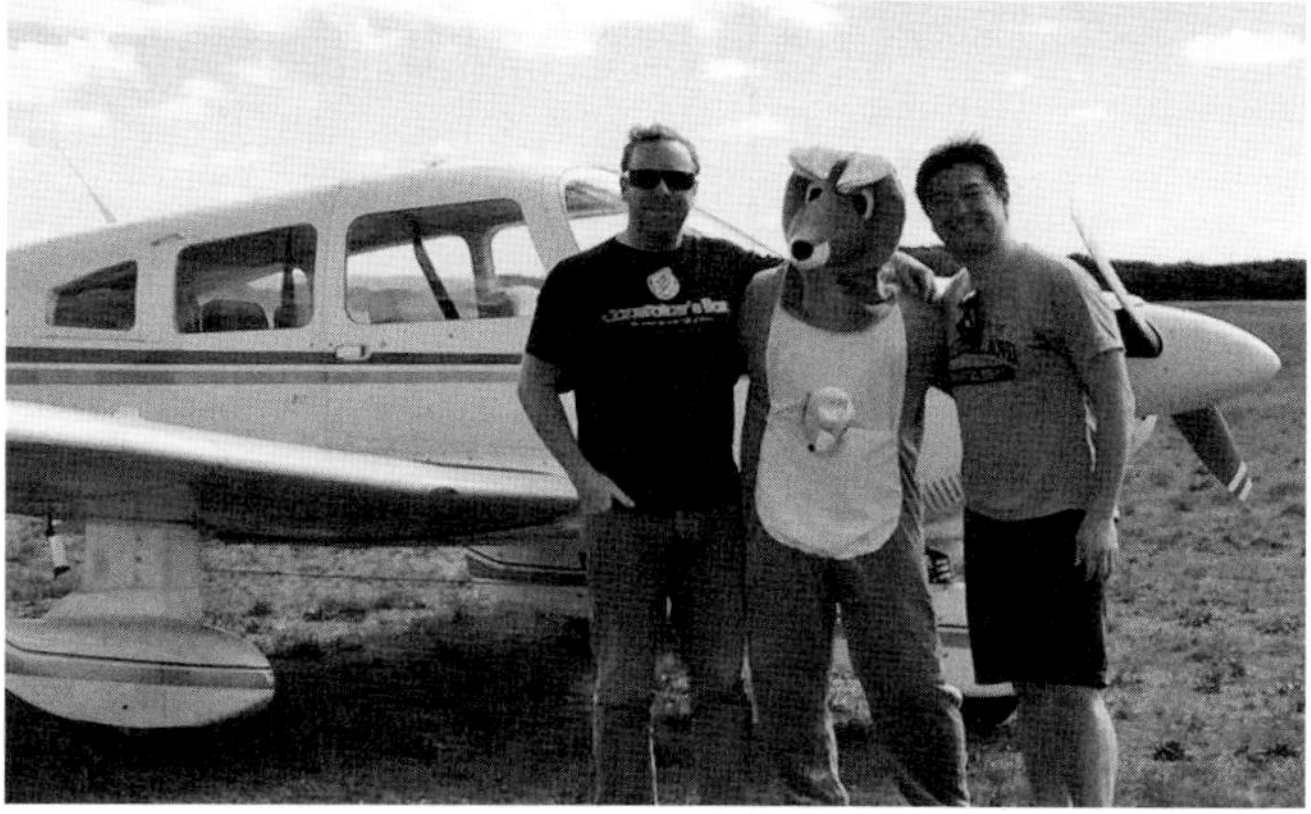

ティム（中央）がカンガルーでおもてなし

いてくれたのだ（写真）。何というおもてなしなんだ。

ジェリーは飛行場でコーヒーを飲みながら三〇分程度休憩をして、日が暮れないうちにと、またアデレードに向けて帰っていった。

野生の動物に囲まれた生活

ジェリーの飛行機を見送って、ティムの車に乗り込んだ。車のナンバープレートには「KIDOC」とある。カンガルー島を短縮してKIと呼ぶ。そこで働くドクターだから「KIDOC」。ティムのブログの名称と同じだ。

ドライブすること五分くらいして「この白い樹木はコアラが好きなユーカリだよ」と

ティムが教えてくれた。と思ったら、その木の上に野生のコアラがいるではないか。ティムの自宅に着くと、裏庭には、野生のカンガルーが一〇匹以上いる。毎朝、餌をやっているという。自然に囲まれた綺麗な島であり、ティムが一目ぼれしたのもわかる。

ティムの奥さんのパトリシアはボランティア・パラメディック（救急隊員）として働いているが、普段は生物学者としてカンガルー島の生態系の研究をしている。また車に轢かれた母親カンガルーのポケットにいる赤ちゃんを保護するボランティアもしている。時にはティムも、轢かれた母親カンガルーの痛みのケアをすることがあるらしい。夫婦で書いた著書に『Roadkill Recipes（ロードキル・レシピ）』がある。道路に飛び出してくる野生動物と自動車との衝突事故が後をたたない。そこで交通事故を起こさないよう観光客に注意を払ってもらうために、この本を書いた。

「轢かれた動物で料理をしたらこんな美味しい料理ができました」とわざと観光客の注意をひくようなスタイルだ。実際には鶏肉などを使って料理し、写真を撮ったそうだ。本の売り上げは交通事故防止の取り組みに役立てている。

ティムの診療

ティムは麻酔科と産婦人科もこなす総合診療医である。へき地で働く総合診療医は、何らかのサブ・スペシャリティを有していて（15頁「病院のワークショップに参加」参照）、例えば麻酔科や産婦人科、救急などが人気である。そのほか、精神科や小児科などの専門領域もある。自分が獲得したい専門性と地域のニーズをマッチさせることが重要になる。

ティムの日常は、午前中は診療所で外来診療を行い、午後からは病院に出向き、入院患者を診たり、麻酔をかけたりしている。とにかくティムは手術室や救急外来が好きな総合診療医だ。GP Proceduralist（手技をする総合診療医）と自己紹介しているくらいだ。夜間のオンコールも数名で交代している。緊急手術になれば、総力戦となる。患者搬送となると夜間でもヘリコプター搬送になるため、結構大変だ。ティムは休みを利用して、南オーストラリア州政府管轄でヘリコプター搬送の緊急医療サービスを提供しているMed STARで働いていたこともある。

診療所での外来は九時に開始となる。一五分間隔で予約が入っており、午前中は一〇人前後を診察した。医師は六人だが、病院からの呼び出しや緊急の患者に備えてフリーに対応できる当番医師がいる。そのほか、オーストラリア総合診療学会（RACGP）からのレジストラとアデレードのフリンダース大学医学部三年生が研修にきていた。

患者は様々だ。首の痛みと、皮膚の腫瘍、そして精神的な悩みを抱える五十歳代の女性。耳閉塞感、不眠、かゆみがあり、大腸内視鏡検査を希望している高血圧の七十歳代の夫妻。胸やけのある三十歳代の男性。高血圧のみの元気な九十歳代の女性。不正性器出血のため婦人科診察が必要な三十歳代の女性。腹痛で来院し緊急入院した六十歳代の女性。網膜剝離疑いでフリンダース・メディカルセンターに紹介となった七十歳代の男性。耳鏡や眼底鏡を駆使しながらバラエティに富んだ診療をしており、見学していても飽きることがない。患者さんもフレンドリーに話しかけてくれるので、ありがたい。

ティムの隣の診察室では、うつ病の患者をオーストラリア総合診療学会のレジストラがじょうずに問診をしていた。オーストラリアではメンタルヘルスは、総合診療医が担うべき重要な役割のひとつである。そのため、総合診療医のためのメンタルヘルス・トレーニングはかなり充実している。

病院に救急患者がきたとのことで、フリーの医師が呼ばれた。胸痛の患者が救急車で運ばれ、そのほかにも転落外傷の患者が運ばれてきていた。医学生もチームの一員として救急外来で忙しく動きまわっている。看護師や事務スタッフも大活躍だ。カンガルー島の病院は、人手が少ないため、多職種で成り立っている印象だ。

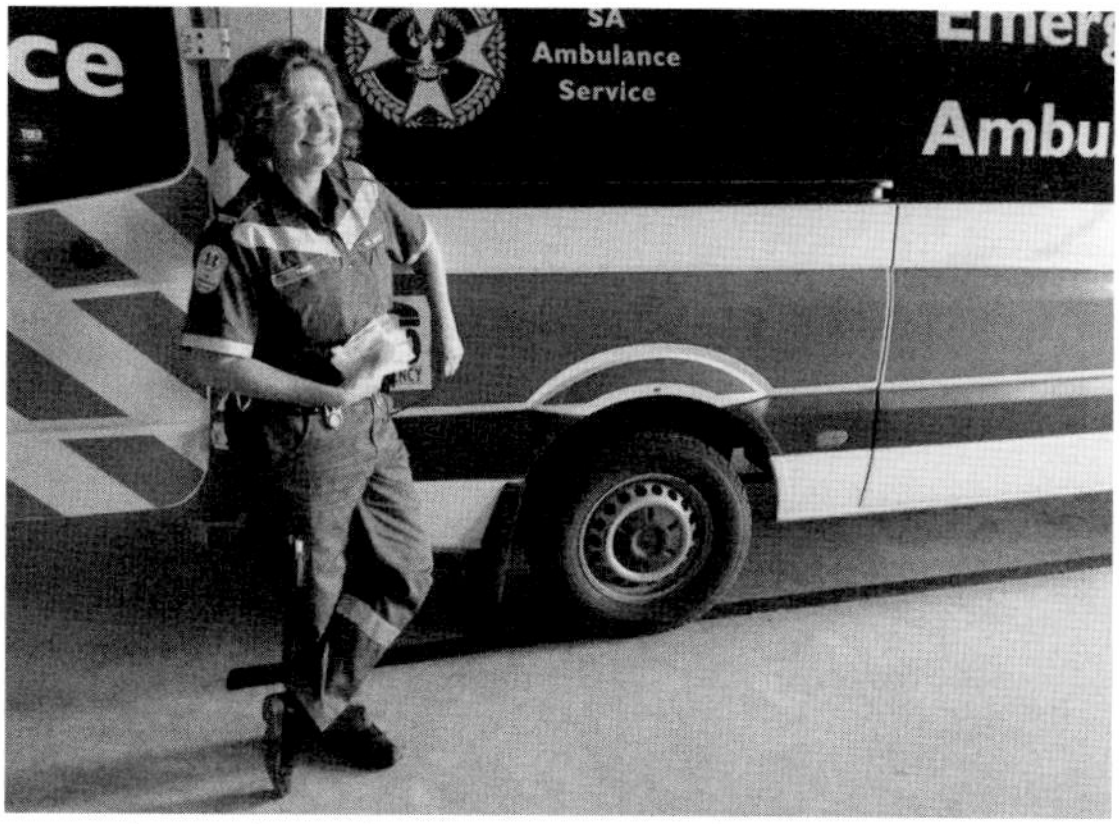

カンガルー島のボランティアの救急隊員（ティムの奥さんのパトリシア）

ボランティアの救急隊

カンガルー島では緊急性がないと思われる患者は、救急車での搬送であっても診療所に搬送されてくる。診療所の横には救急車の出入口がある。診療所か病院の二つしか選択肢がないため迷うことがない。患者にとっても、かかりつけの診療所で診てもらったほうが安心だ。病院に行っても、診る医師は診療所の六人の医師のうちの誰かだ。患者を搬送するのはボランティア・パラメディック（救急隊員）だ。

ティムの奥さん、パトリシアも正式なボランティア・パラメディックで（写真）、彼らは月曜日の夜、消防署に集まり、島に一人しかいない専門の救急隊員からレクチャーを受けるという。私もそのレクチャーに参加させてもらうため、消防署に向かった。予定の時間より一五分早く着いたが、救急車は出動していた。落馬事故があったという。しばらく待っていると救急車が帰ってきた。緑色の制服に身を包んだボランティア・パラメディックが二人、救急車から降りてきた。ボランティアといえども救急隊員そのものだ。二人体制で現場に出向く。カバンの中を見せてもらった。気道確保のためのラリンジアル・マスクや各種薬剤、分娩セット、熱傷セット、もちろん外傷セットも完備されている。ボランティアではあるが、二年間のトレーニングを経て、はじめてユニフォームが貸与され、現場出動が可能になる。正式に認められたら、ユニフォームの腕に「パラメディック」というワッペンが付く。皆、仕事をもっていて、パトリシアのような科学者もいれば、店主もいる。平均年齢は六十歳を越えるという。

「なぜ救急隊員をするんですか。ボランティアなのに」

レクチャーの後、素朴な質問をしてみた。

「私たちがしなければ誰がやるの?」

彼らは島のために働けることを誇りに思っている。

真夜中のヘリ搬送

オーストラリア総合診療学会（ＲＡＣＧＰ）のレジストラと夜間の救急対応に参加した。オンコール（電話待機）をするうちに、スタッフに顔を覚えてもらえるようになった。そして、もしヘリコプター搬送が必要な患者がきたら呼んでもらえることになった。救急外来のホワイトボードに私の携帯番号を記載し、早めに夕飯をすませた。すると、午後九時過ぎにティムから連絡が入った。患者搬送があるという。

私は病院の隣にある学生寮に宿泊していたので、救急外来まで走って五分もかからなかった。病院に着くと、当直医とオンコールの医師がすでに患者対応をしていた。患者はボールゲーム中に倒れ、チームメイトにより心肺蘇生が施されていた。ボランティア・パラメディックが到着する頃には心拍が再開していた。意識はまだ混濁していたため、病院到着後に当直の医師が気管挿管を行った。もう一人の医師が中心静脈カテーテルを挿入した。応援で駆けつけたティムは動脈ラインを挿入し、あっという間に鎮静剤の投与や人口呼吸器の装着といった救急医療が行われた。

まもなくしてヘリコプターの音が聞こえてきた。病院の前にあるヘリパッド（ヘリコプターの発着場）に向かい、ヘリコプターの着陸を見た。赤と緑のランプを点滅させながら、すごいダウンウォッシュ（ヘリコプターによる下向きの気流）とともに到着した。要請から三〇分程度だった。ヘリパッドで待機していたボランティア・パラメディックがフライト・ドクターを救急外来まで誘導した。病院内では、医師とボランティア・パラメディックがフライト・ドクターに当時の状況を説明していた。カンガルー島で働く医師たちは、ティムから救急の指導をしっかり受けているからか、フライト・ドクターとの引き継ぎのときも堂々としていて、どちらが救急専門のドクターかわからないくらいであった。看護師も、そしてボランティア・パラメディックたちも貫禄があり、頼もしかった。

患者はアデレードにある総合病院の心臓カテーテル室に直行することとなった。患者をボランティア・パラメディックがヘリパッドまで送り届け、星空の中に消えて行くヘリコプターを皆で見送った。

ヘリコプターを見送りながら、年配のボランティア・パラメディックが昔話をしてくれた。昔は、患者搬送といえばロイヤル・フライング・ドクター・サービス（RFDS）しかなく、飛行機が着陸できるところは空港しかなかったため、病院から一二キロ離れた空港まで救急車を走らせなければならなかったそうだ。彼は今年でボランティア歴四二年目になるが、体力が続く限り、みんなに迷惑をかけないよう続けたいと言っていた（37頁「ロイヤル・フライング・ドクター・サービス」参照）。

地域住民もチームの一員

ヘリコプター搬送の翌日の午後、救急外来で傷の処置をしていたティムの携帯電話が鳴った。

「えっ、まさか?」

電話に出たティムは驚いた顔をした。

「ティム、おれだよ。わかるか? おかげで助かったよ。本当にありがとう」

昨日のヘリコプター搬送の患者からの電話だった。患者はアデレードの病院到着後に意識がもどり、朝には気管に入れた管も抜けたそうだ。

電話を握ったまま、びっくりして声が出なかったティムの顔が忘れられない。救急外来には昨日のメンバーが情報を聞きつけてやってきた。皆で抱きあって喜んだ。

ティムは以前より、ボールゲームをする高齢者を対象に、心肺蘇生の講習会をコツコツと開いていた。ボールゲームのチームメイトによる心肺蘇生のおかげで患者は一命を取りとめたのだ。いや彼らにとっては患者というだけではない。チームメイトであり、友人であり、そしてカンガルー島の住民だ。

カンガルー島では、ボランティアのパラメディックをはじめ、カンガルーの赤ちゃんを助けるボランティア活動など、助け合いが自然に行われている印象を受けた。

ボランティアの「持っている人間が、持っているものを提供すること」という意味がよく理解できた。歯を食いしばってボランティアをするのではない。余った時間に、少しの余った小遣いで、持てる人間が、持っているものを提供する、それがボランティアの大原則なのだろう。カンガルー島は、そのボランティア精神に満ちあふれている気がした。そして、ボランティアだからといって決して手を抜いていないということも付け加えておきたい。

ティムは、離島で働くことの、嬉しいこと、つらいことを、こう語ってくれた。

「仲のよい友人が病気になり看取りをすることもある。時には都市部に緊急搬送した患者が、島に帰ってこられなくなることもある。それは離島で働くうえでは避けられないことだが、一番つらい。しかし、今回のように友人を助けられるのも人一倍嬉しい。これは離島で働く一番の喜びなのかもしれない」

ティムは毎晩食事を共にしてくれた。仕事や趣味、イギリスに住む親の介護のことなど多くの話を聞けた。

赤土のブルーム

空と海の青が鮮やかなカンガルー島から一転、赤土の独特の香りがするブルームに到着した。空港のタクシー乗り場には長蛇の列ができていたので、ホテルまでの約二キロの道のりを歩いてみた。午後六時を回っているが、とにかく暑い。リゾート地のようなカンガルー島がすでに懐かしかった。中公新書の『アボリジニーの国』（中野不二男著、一九八五年）にも紹介されているように、ここブルームはオーストラリア先住民の人たちが多い。周囲に注意を払いながら、雰囲気の異なるブルームの町を大きな荷物を転がしながら歩いた。ブルームにきた理由はイーウェンが紹介してくれたケイシー・パーカーに会うためだ。

ケイシーはティムと同じく、麻酔科と産婦人科も行う救急医であり総合診療医である（次頁写真）。ブルーム・ドックス（Broome docs）というブログで世界中から研修生を集めている。ケイシーは「へき地だからという理由で、質の低い医療に甘んじる理由はどこにもない」と断言する。すべての患者を診られるように、自分自身が常に最先端の知識を身につけられるように、世界中の情報を収集している。そして、それを発信することで、医学生はもちろん、忙しくて調べる時間のない医師や、相談相手のいない医師へのサポートになればと願っている。

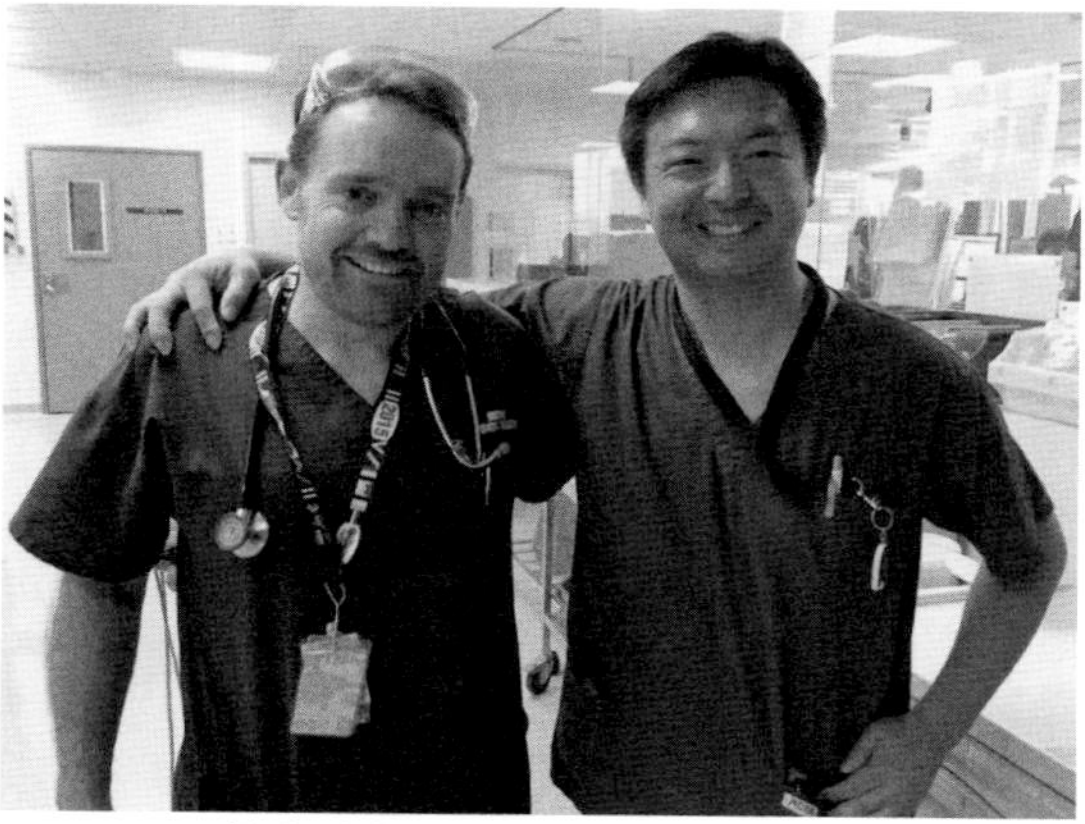

総合診療医のケイシー（左）と

ケイシーには理念がある。「だれでも（Anybody）、どこでも（Anywhere）、どんなときでも（Anytime）、どんな方法でも（Anyhow）、へき地の医師としての役割を全うしたい」という信念だ。

初日の夜は、マツオズ・ブルームという日系のオーナーが経営するレストランに連れて行ってくれた。ブログは非常に丁寧に書かれているため、かなり几帳面な人かと想像していた。実物のケイシーは穏やかで、ギラギラしたところがまったくない。昨日は喘息発作の患者に気管挿管し、隣の州のダーウィンまで搬送したそうだ。患者は二十代の先住民の妊婦だったというから驚きだ。夜は特に先住民が多く受診するという。宿泊するホテルの前には酒に酔って寝ている先住民の男性がいた。

ケイシーの働くブルーム病院

翌日はケイシーの後について、朝からブルーム病院内を見学させてもらった。救急外来は患者でごった返していた。手術室も朝から予定の帝王切開を二件行ったのち、緊急手術が立て続けに入り、夜まで続いた。

ブルーム病院は、西オーストラリア州の北部全体をカバーしているため忙しい。救急外来にきた患者のなかに、背中に皮下膿瘍ができた一歳四カ月の女の子がいた。まだ二歳に達していない場合は、基本的にはパースにある三次の救急病院に送るというルールがある。しかし今回は、ケイシーの同僚のGP麻酔科医が麻酔をかけることになった。そのGP麻酔科医がベテランであったこと、またパースまでの交通費は家族が負担しなければならないことなど、いくつかの理由が重なり、ブルーム病院でその女の子の手術をすることになった。

ケイシーのはからいで手術室にも入らせてもらい、しばらくGP麻酔科医と話をすることができた。帝王切開や整形外科の手術も多いが、一般外科の手術も行っており、様々な状況での麻酔に携わっているそうだ。年に二週間は、パースの病院にスキルアップ研修に行くらしい。

救急外来には、西オーストラリア大学やノートルダム大学の医学部三年生が実習にきていた。長い学生は一年間もいるそうだ。私が訪問した二日間だけでも総勢一〇人の医学生がきていた。「へき地のほうが多くの経験ができるから」とか「へき地出身だから」とか、ブルームにきた理由は様々だ。

昼一時から夜一一時まで、ケイシーと救急外来に入り、患者を一緒に診させてもらった。小児科、内科、整形外科、産科と、休む間もなく診療は続いた。病棟からも呼ばれ、帝王切開のタイミングをGP産婦人科医と議論していた。

夕飯はサンドイッチを買ってきてもらい休憩室で食べた。忙しい時間帯を何とか乗りきり、皆で一息ついた。ケイシーは研修医からだけではなく、上級医からも頼られる大黒柱だ。とにかく人の話をよく聞くので、周りもケイシーの言うことに、よく従っている。本人は「当たり前のことを、当たり前にこなしているだけだ」と謙遜するが、今まで積み重ねてきた努力の賜物だ。

ケイシーに今後の展望を聞いてみた。「子どもが大きくなったら一度はパースに戻る」と言う。ブルームでは子どもの教育が難しいようだ。オーストラリアは医師の流動性が高い。

子どもが小さいときは、へき地で自由に過ごし、子どもの教育が必要になると都市部に移動する。子育てが終わると、へき地に戻ってくる医師もいれば、都市部でゆっくり過ごす医師もいる。ケイシーは子育てが終わったら「へき地で働く若手医師たちに教育を届けたい」と言っていた。それはオーストラリアに限らず、世界中なのだそうだ。

そういえば、ケイシーを慕ってブルーム病院に働きにきていた医師のなかに、GP産婦人科医のペニー・ウィルソンがいた。彼女はノマディックGP（Nomadic GP、放浪する総合診療医）というブログを書いている有名な医師だ。彼女も数年間ブルームで働き、今はカナダのブリティッシュ・コロンビア州で働いている。ケイシーの理念を思い出した。

「だれでも、どこでも、どんなときでも」

きっと類は友を呼ぶのだろう。

第五章

やっと全体像が見えてきた

オーストラリアのへき地医療に出会い、州政府、大学、学会、教育機関、NPOと様々な部門を訪問し、パイオニアたちの働きぶりを見せてもらった。そして「これでもか!」というほど、へき地医療に必要なしくみを包み隠さず、わかるまで何度も教えてもらった。

「いつ日本のへき地医療プログラムができるんだ?」

皆が楽しそうに質問してくる。

「オーストラリアは一〇年かかったんだから、日本は三年くらいはかかるんじゃないかな?」

「いや二年で完成させられるだろう」

この章では、オーストラリアで学んだことを整理してみる。そして、日本のプログラムをどのように構築していけばよいか、考えてみたい。

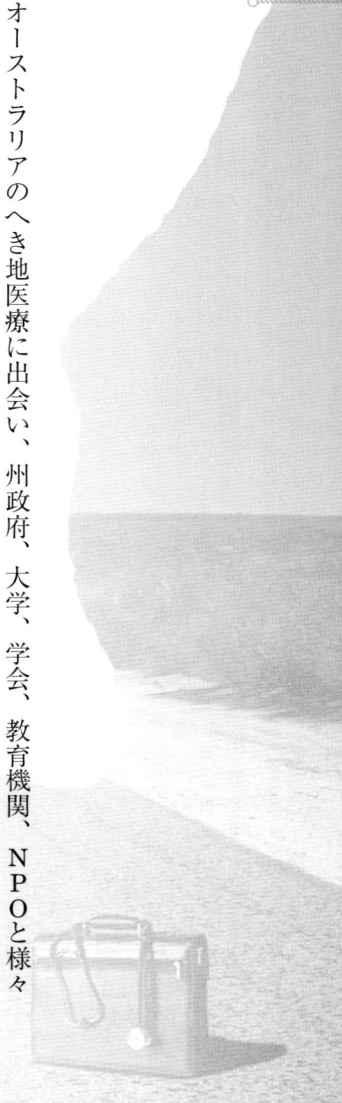

ルーラル・ジェネラリスト

まず、日本では聞き慣れない言葉に、ルーラル・ジェネラリストという言葉がある。クイーンズランド州で使われはじめた言葉で、正式には二〇〇七年にデニスたちがはじめた「クイーンズランド・ルーラル・ジェネラリスト・パスウェイ」で、はじめて用語としてオーストラリア全土に認識された。そして、二〇一四年にオーストラリアのケアンズで開かれた世界へき地医療サミット（World Summit on Rural Generalist Medicine）で議論された「ケアンズ・コンセンサス」により、「ルーラル・ジェネラリスト・メディスン」（rural generalist medicine：へき地医療）の定義がなされたのである。簡単にいうと、幅広い診療を地域の実情に合わせて行う医療のことであり、外来・入院・救急・予防などを、多職種で連携して行う医療である。その中心で活躍するのがルーラル・ジェネラリストであり、彼らは地域のニーズに合ったアドバンスド・スキル（18頁「だれが産科を診るのか」参照）をひとつ以上もち、地域の実情に合わせて医療を提供する医師である。

ルーラル・ジェネラリスト（Rural Generalist）の頭文字をとってＲＧと表記されることも多く、「アールジー」と呼ばれることもある。クイーンズランド州ではじめられたパスウェイ（研修課程）は、二〇一九年にオーストラリア全土に広められることが決まり、国がルーラル・ジェネラリストを育成するための予算を一〇〇人分確保したニュースは、大きな話題になった。とにかく勢いに乗っているオーストラリアのへき地医療だ。

クイーンズランド州政府のパスウェイ

パスウェイの構築は、主に州政府が行っている。パスウェイとは、医学生の段階から、へき地医療に興味のある医学生をリクルートし、ルーラル・ジェネラリストになるまでの道を支援する流れを示したものだ。大学医学部の分校（ルーラル・クリニカル・スクール）をへき地につくり、へき地で医学生の教育をすることで、へき地医療に早くから触れさせ、将来の選択肢のひとつに入れることを可能にしている。このパスウェイは、二〇〇七年からスタートし、最初は一四人のエントリーだったが、今では九五人がエントリーしている（二〇二〇年現在）。いうなれば、州政府が毎年九五人分の研修予算を組んでいるということだ。

実際にパスウェイにのれば、初期研修を含む五年間の研修で総合診療の専門医の資格が取得できる。その間、ベテラン指導医による精神的なサポートやキャリア相談も受けられる。パスウェイができたおかげで専門医取得後、五年以上へき地で働いている割合（へき地定着率）は七割以上と大成功を収めている。へき地を離れる医師は、国境なき医師団（ＭＳＦ）などの国際的な人道支援の道に進んだり、山岳医療や南極の医療といった極地の医療に従事したり、ロイヤル・フライング・ドクター・サービス（ＲＦＤＳ）やケア・フライトなどの航空医療や船医になる道を選択するが、またへき地に帰ってくる医師も多い。

では、なぜこのパスウェイが成功したのか？　医学生の段階からへき地に入り、研修する診療所や病院の環境がよく、そしてプログラム自体が効率的で実践的であることがあげられる。クイーンズランド州が特に力を入れたのは、へき地で働く医師の給料を、都市部のスペシャリストに劣らない金額に設定したこと、そして専門医取得後の就職先も、あらゆる可能性をさぐって提示していることが大きな成功の秘訣である。

他の州からは「クイーンズランド州のやりかたは金がかかってしようがない」といわれるが、現実的にはクイーンズランド州の一人勝ちのようにも外からは見える。

二〇一九年からは遂にオーストラリア全土でパスウェイの構築がはじまった。

ひとつの州政府のモデルが国全体のモデルに昇華するには、同じ国の中とはいえ、様々な障壁があるかと思う。どのように国全体に広めていくのか、日本のプラグラム構築に向けても大きな学びのチャンスである。

へき地医療学会（ACRRM）

ここで、オーストラリアへき地医療学会（ACRRM、アクルム）の動きをみてみたい。アクルムは一九九七年に七〇〇人を超えるへき地の医師たちで立ち上げた学会である。それまでのオーストラリアの総合診療は、都市部の総合診療医の育成に重きがあり、へき地は外国人医師が働く場所というイメージが強かった。「このままではいけない」ということから、へき地の医師たちが立ち上がり、へき地医療学会（ACRRM）ができた。当時、オーストラリア総合診療学会（RACGP）との確執は相当なものだったと聞く。それから二〇年以上が経った二〇一八年二月、両学会の共同作業によるルーラル・ジェネラリストの定義が決定され、コリングローブ宣言という形で両学会が握手を交わした。

オーストラリアで総合診療専門医になるには、この総合診療学会（RACGP）かへき地医療学会（ACRRM）のどちらかの試験に合格しなければならない。オーストラリアは毎年一五〇〇人分の総合診療医になるための研修予算を確保している。驚くべき数字だ。そのうち九割は総合診療学会（RACGP）で、一割がへき地医療学会（ACRRM）の研修プログラムに進む。総合診療学会は三年間の研修であるのに対し、へき地医療学会は四年間の研修である。へき地医療学会（ACRRM）の研修について簡単にまとめる。専門研修の最初の一年間は地方の病院で、内科、外科、救急、麻酔科、小児科、産婦人科といった基本となるコア研修（core clinical training：CCT）を受ける。そして次の二年間は、へき地医療研修（primary rural and remote training：PRRT）として、へき地の病院と診療所を行き来して研修をする。その間、先住民の医療やそしてロイヤル・フライング・ドクター・サービス（RFDS）などの航空医療搬送、遠隔医療（telehealth）など、へき地医療に必要とされるものを経験する。そして注目すべきは最後の一年間である。アドバンスド・スキル研修（AST）として、麻酔科、産科、外科、救急、内科、精神科、小児科、先住民医療など、一二の科目の中からひとつを選んで研修する必要がある。科目の選択にあたっては、地域に最も必要とされる科目を選択することが推奨される。さらに他の科目を身につける医師もおり、その場合は産科と麻酔科のダブルでアドバンスド・スキルをもつことが多い。

ちなみに、麻酔科、産科、救急は人気のスキルである。このアドバンスド・スキルをいつのタイミングで取得するかは常に議論されている。二年間のへき地医療研修に行く前に取得すれば、へき地での研修中から役立てることができる。一方、何を強化したいか、まだはっきりしていない場合は、へき地医療研修中にじっくり選ぶことができる。

それぞれ専門医試験に合格すると、フェローとして認定され、晴れて総合診療専門医としてメディカル・ボード・オブ・オーストラリア（Medical Board of Australia）という国の登録機関に登録される。一方、専門研修プログラムに入れない、もしくは専門医試験に合格しない医師は「専門資格をもたない医師」として病院で働くことになり、給与は専門医に比べて低くなる。

私はへき地医療学会のメンバーと親しくさせてもらったことや、へき地医療学会（ＡＣＲＲＭ）とクイーンズランド州が二人三脚でパスウェイを構築したことなどから、へき地医療学会（ＡＣＲＲＭ）からの情報を多く得るようになった。

教育提供機関（ＲＴＯ）

二〇〇二年、オーストラリアは総合診療のトレーニングの質を向上させるために、国が指導する総合診療のトレーニング、ＡＧＰＴ（Australian General Practice Training）をスタートさせた。二〇一五年までは一二〇〇人だったが、総合診療医の、さらなる必要性が唱えられ、今では年間一五〇〇人の総合診療専門医を目指す医師を教育している。この数字は、国が総合診療医を育成する一五〇〇人分の予算を確保しているという意味である。オーストラリアの医師は、専門医取得がまずは大きな目標になるため、毎年この数を上回る応募者がある。

研修の質を上げるために、総合診療学会もへき地医療学会も何百ページにも及ぶカリキュラムを作成し、その内容を研修中に習得させる工夫をしているが、一五〇〇人が毎年研修プログラムに入ってくるため、教育に手が回らない状況だ。もちろん指導医の数だけでなく質も問われる。人手が少ない病院の指導医に教育を依存していては、診療が成り立たなくなるうえに、研修の質にばらつきが出てしまう。ＡＧＰＴのスタートに伴い予算が確保され、教育提供機関(Regional Training Organization：RTO)が発足した。発足当時二二の機関がつくられたが、遠隔教育の発展や国家予算の問題から一七に減り、現在では一〇の機関に集約されている。

クロアチアでイーウェンと一緒にいたグラハム・エンブレンがクイーンズランド州南部の教育提供機関ＧＰＴＱ（General Practice Training Queensland）の代表だ。グラハムも長年総合診療医として働いた後、教育側に回った。教育が好きなこと、長年の総合診療医としての経験が生かせること、総合診療医として働き続けることが大変なこと、など教育者になる理由は様々だが、グラハムの教育に対する知識や経験は飛び抜けている。

グラハムの教育に同行させてもらったことがある。現場の指導医とテレビ電話を介してのテレ・カンファレンス、ウェビナー（オンライン・セミナー）の開催、研修病院を訪問しての評価、電話での研修生のメンタルサポートなど、忙しい一日だった。また、問題が起きたレジストラに対し、緊急のテレ・カンファレンスもあった。ＧＰＴＱのオフィスには研修用のシミュレーション・ルームがあり、定期的にワークショップを開催しているそうだ。現場の指導医だけではこれだけのサポートは到底難しい。かなり洗練された指導とサポートをしている印象だった。

へき地医療のための遠隔教育提供機関（ＲＶＴＳ）

この旅をはじめてから、言われ続けたことがある。

「お前の考えていることはＲＶＴＳに似ているんじゃないか？」

二〇一五年、はじめてオーストラリアを視察した際、ダーウィンでの懇親会で隣の席に座ったパット・ギディングスが、実はこのＲＶＴＳ（Remote Vocational Training Scheme）を立ち上げた本人だった。最初に会ったときは、経済の話ばかりで、まったくＲＶＴＳの話をしなかったし、私はその存在すらも知らなかった（41頁「いよいよ最終目的地のダーウィンへ」参照）。その一年半後、へき地医療学会の集会で再会し、徹底的に話を聞いた。そのときにパットから聞いた話が非常に納得できるものだった。

ＲＶＴＳができる前は、総合診療が発展しているオーストラリアであっても、へき地の総合診療医が指導を受ける環境はなく、専門医を取得したければ、その土地を離れるしか方法はなかった。そういう状況では当然のことながら、へき地の医師確保には相当な苦労が強いられる。オーストラリア政府は医師や地域社会の問題に耳を傾け、解決策を練った末、一九九九年、へき地に特化した教育機関のパイロット事業ＰＲＶＴＳをスタートさせた。最初のＰは試験的を表すパイロットのＰである。

当初は一二人のレジストラを総合診療学会（ＲＡＣＧＰ）とへき地医療学会（ＡＣＲＲＭ）から受け入れたが、遠隔で教育の質が担保できるのかなど、プログラムに懐疑的な人たちもいたらしい。しかし、開始当初より、へき地の医師と地域の双方に利益があることは容易に理解できた。そして二〇〇三年、パイロットのＰが取れ、ＲＶＴＳが正式に誕生した。二〇〇六年には会社として独立し、現在は、へき地コース二二人、先住民コース一〇人の計三二人のレジストラを毎年受け入れている。卒業生は三〇〇人を超え、二〇〇を超えるへき地で活躍している。

まさに日本でも、以前から離島やへき地で働いていたら専門医が取得できないという問題があったので、これは絶対に学ぶべき方策だと思った。

大学医学部の役割

クロアチアの学会での大切な出会いのひとつに、タルンとの出会いがある（7頁「クロアチアでも探し続ける」参照)。クロアチア滞在中に毎朝ジョギングをしていたら、三日連続同じ男性とすれ違った。毎回すれ違うものだから「グッドモーニング」と笑顔で挨拶を交わしていた。学会の講演で、その人がタルンだと判明し、びっくりした。こういう印象深い出会いだった。「地元住民かと思ってたよ」と互いに笑った。

タルンはへき地医療の名門、ジェームス・クック大学医学部の教授である。デニスの立ち上げたルーラル・ジェネラリストの育成プログラムの主要構成メンバーの一人でもある。タルンは長年オーストラリアのへき地で総合診療医として働いた後に、ジェームス・クック大学の教授になった。奥さんの仕事の関係で引っ越すことになり「たまたまジェームス・クック大学で働くことになった」と彼らしい冗談を言う。医学教育を専門にしている。持ち前の明るいキャラクターで、みんなの人気者である。私にとっては教育者としてのロールモデルの一人である。

クロアチアの学会での彼の講演は、クイーンズランド州のへき地医療トレーニングを理路整然と説明したもので、それは非常にわかりやすいものであった。頭の回転が速く、体も大きく迫力があるので、最初は近寄りがたかったが、「毎朝のジョギングのあの人」とわかってからは、すぐに仲よくなった。

タルンには教育や研究のことをよく相談する。オーストラリアでも医師偏在は依然として大きな問題であり、総合診療医の資格を取得した後は、やはり都市部の病院に戻る医師も少なからずいるという。そこでタルンたちは、どのような教育をすれば、へき地で働く医師が増え、へき地に長く居続けることができるか、研究をはじめた。

へき地出身者だったり、へき地でより長く研修した経験は、将来へき地でより長く働き続ける大事な要素であるという結論を示した有名な論文は、元フリンダース大学のポール・ウォーリーが執筆したものだが、タルンやへき地医療学会（ACRRM）の元プレジデントであるルーシー・ウォルタースは、ポールの弟子のような存在である（41頁「いよいよ最終目的地のダーウィンへ」参照）。

オーストラリアの医学部が力を入れているのが、先でも述べたへき地で学生を教育するへき地の分校（ルーラル・クリニカル・スクール）である。例えばオーストラリアでへき地医療を推進しているクイーンズランド州の北、タウンズヴィルにあるジェームス・クック大学医学部では、二年生のときに四週間、四年生で八週間、最終学年の六年生で八週間の、合計二〇週間のルーラル・クリニカル・スクールでのへき地医療研修が義務づけられている。これは最低の期間である。同大学は他大学の医学部の学生に比べて圧倒的に総合診療、特にへき地医療に関心のある学生が多いが、入学時の段階で「へき地で働いてみたい」学生の割合が六八パーセントであるのに対し、医学部を卒業する時点では七六パーセントと希望者が増えるのは驚きである。カリキュラム作成の段階からへき地を意識していることや、それに基づいた大学の講義や研修内容が充実しているためでもあるが、へき地で実際に働くロールモデルの存在が、よりへき地医療に魅力をもたせているのだろう。

大学教員はへき地に足しげく通う。そして、へき地にも事務スタッフを配置し、円滑なへき地医療研修ができるよう体制を整えている。またへき地の医師たちを大学の現地教員として雇用し、報酬を支払っている。地域では複数の医師で患者を診るグループ診療が大半を占め、へき地の指導医が学生の教育に専念できる時間を確保しているのは魅力だ。

また、タルンら大学の教員がへき地の指導医たちと定期的に連絡を取り合ったり、大学主催の指導医ワークショップを開催したりすることで、指導医が教育への情熱を燃やし続けるよう支援していることは重要なことと思われた。

国際協力

クロアチアで知り合った南アフリカの医師確保対策をしているステイシーから、南アフリカの医師不足を解消する取り組みを教えてもらったことがある。給料のよいヨーロッパやオーストラリアに医師が行ってしまうため、アフリカはどこの国も医師不足だという。

以前、アメリカで家庭医療のチーフレジデントを務めた友人から、インターナショナル・ファミリー・メディスン・フェローシップ（International Family Medicine Fellowship）といって、アメリカとケニアを行き来するフェローシップがあると聞いた。大人気のプログラムらしい。日本でも総合診療と国際保健の両方を学べるプログラムがあっても、おもしろいのではないだろうか。

ステイシーから、南アフリカもイギリスとパートナーになっていると聞いた。イギリスとは一〇年近く連携しており、イギリスの総合診療医人気の低迷を、南アフリカと手を結ぶことで救ったのだという。イギリスの総合診療医も、なかなか若手医師を取り込むのが難しいと聞いた。南アフリカの過酷な医療環境と、イギリスの歴史ある総合診療医のトレーニングをミックスさせて、魅力的なトレーニングにしているのだ。短期間であっても、南アフリカのへき地で働いた経験は、イギリスの総合診療医にとって、かけがえのないものになるようで、期間を延長する人もいるとか。他国で異なる環境で働くというのは、やはり刺激的なようだ。

最近のアメリカではグローバルヘルス（global health）研修を、家庭医療や救急医療などの研修と組み合わせることで、人が集まるプログラムにしていると、ニューヨークの教授が言っていたのを聞いた。ニューヨークでも医師確保に苦労しているのかと思うと、何だか親近感を覚えた。しかし、何でもかんでもグローバルヘルスをくっつける傾向にあり、それは大きな問題だとも言っていた。

オーストラリアのへき地で働く医師の中にも、国境なき医師団（ＭＳＦ）に代表されるような国際人道支援（humanitarian aid）で活動した経験のある多くの医師と遭遇した。

やっと全体像が見えてきた

このように、州政府、大学、学会、教育機関、国際協力と各々の概略が見えてきた。料理の具材はそろった。後はどのくらいの時間をかけて、どんな料理をするかだ。本章の最初で紹介した「二年で完成させられるだろう」と言ったのはジェームス・クック大学の医学部長、リチャード・マリーだった。

「なぜ二年かわかるか？　根拠はないけど、何か新しいことをやるときは必ず二年でやるって豪語してるんだ。心配するな、二年でできるから」

二〇一五年九月のことだった。

第六章　日本流にアレンジする

ロナルドがヒントをくれた

オーストラリアのへき地医療の情報をたくさん得て帰国した。自分の目指していた医師像(ロールモデル)にも、めぐり会えた。そしてその教育プログラムも知ることができた。日本に帰ってきて、その話をいろいろな人にした。しかし、反応はイマイチだった。

「いやいや、オーストラリアと日本は規模が違うでしょ」

「そんな医者、日本に必要?」

「あと一〇年若かったらやってみたいな」

そういった言葉が聞かれ、日本に帰ってくると、何となく孤独を感じることが多かった。

そしてオーストラリアに行き、オーストラリアの仲間に元気づけられて日本に帰ってくる

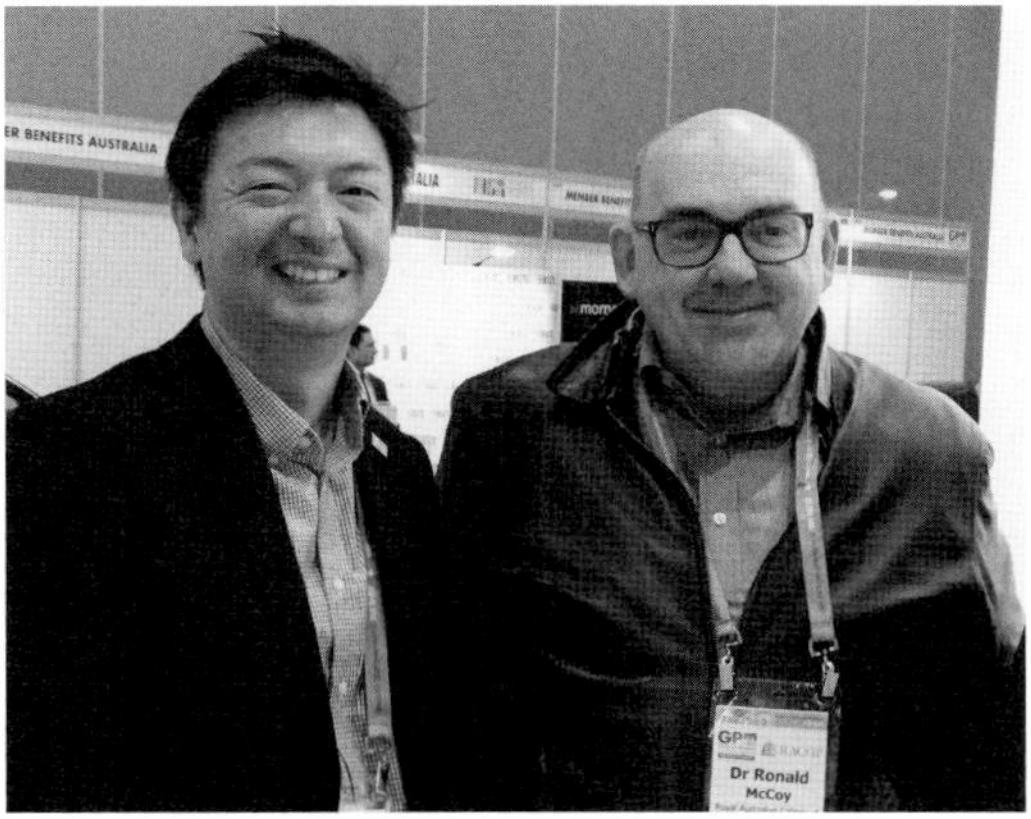

日本語を話すロナルド（右）と

パターンがしばらく続いた。

メルボルンのオーストラリア総合診療学会（RACGP）で日本語を話すロナルド・マッコイ（写真）に出会ってからちょうど二カ月後だった（88頁「日本語を話すロナルド・マッコイ」参照）。本当にロナルドは日本にやってきた。ロナルドは長年、総合診療医として働いた後、総合診療学会のカリキュラム作成や教育戦略の担当者として働いている。学会長のスピーチなどもロナルドが考えている。ロナルドは田舎の高校に通っていたが、あまりにも頭がよかったため医学部に進学した。その高校から医学部へ入学した最初の生徒だそうだ。今では、その高校が廃校になってしまったので、最初で最後の医学部入学者となった。しかも入学した大学が、オーストラリアで最難関のメルボルン大学医学部だ。
私が在宅医療でお世話になった福岡県の津屋崎を案内し、田舎の日常生活を味わってもらった。日本のちょっとしたことに感動し、それにまつわる知識がすらすらと出てくるので、非常に面白い。しかも一緒にいてすごく居心地のよい雰囲気をもっている優しい人だ。ちょうど冬だったので、古民家に入りストーブにあたりながら地元の方々と雑談をした。少し日本語で話したりもした。そしてロナルドが習っているという書道も披露してくれた。朗奈流道（ロナルド）と漢字で自分の名前を書くなど、すぐに人気者になってしまった。

ロナルドは、わざわざオーストラリアから、クリスマスプレゼントとしてＲＡＣＧＰの教育用ＤＶＤのセットを持ってきてくれた。ずっと欲しかったＤＶＤだったので、すごく嬉しかった。「日本のへき地医療プログラムの教材として使用して」とのことだった。

夕飯を食べながらロナルドが言った。

「オーストラリアも日本もへき地の問題は同じ。しかし、人々の温かさも同じだね」

ロナルドは日本の文化に興味があるため、日本社会にある文脈（コンテクスト）を少なからず理解している。今回の来日はもう五回目だ。

「日本でオーストラリアのへき地医療の話をすると、国の広さも、まったく違うから参考にならないよ、と言われてしまうんだけど、ロナルドはどう思う」

ロナルドは日本茶を一口飲んだ。

「七五パーセントと二五パーセントの法則って知ってる?」

「うーん、知らないな…」

「七五パーセントはよいこと。二五パーセントは悪いこと。つまり、オーストラリアと日本の違いは二五パーセントしかなくて、共通点は七五パーセントもあるんだよ。感覚的に合ってるでしょ」

「確かに…」

「じゃあ、離島に行くと、どこに行っても顔見知りということになるでしょう。もしそれが嫌で離島に行きたくないと言ったらどうする? 嫌なことは二五パーセント、楽しいこと、嬉しいことは七五パーセントもあるんだよ、と答えればいいんだ」

「ほう、なるほど」

「これが七五パーセントと二五パーセントの法則ね」

きっとこの法則はロナルドが自分で生み出した法則に違いない。だが、私には非常にしっくりきた。

「オーストラリアと日本、一見、ぜんぜん違うけど、似ていることのほうが多いよ」

ロナルドは、はっきりと言ってくれた。そして続けた。

「違いを探すよりも、共通点を探すほうが楽しいよね。ちなみに共通点のことをコモナリティっていうんだよ」

七五パーセントのコモナリティか…。きっと完璧でなくてもいいんだ。まずは、はじめてみよう。そして困ったら教育者として百戦錬磨のロナルドに聞いてみよう。

そしてロナルドは、後に重要な助っ人となる人物も紹介してくれた。プログラムの英語の講師を務めてくれることになるジャスミン・ミルマンだ。ジャスミンはメルボルンでロナルドと同じ三線《さんしん》の教室に通うオーストラリア人で、先住民の多いアリススプリングスで長年栄養士として働いていた。英語のみならず、オーストラリアの文化や医療で気をつけることなどを、丁寧に教えてくれることになった。

へき地医療学会の理事会でのプレゼン

日本のプログラムをオーストラリアへき地医療学会（ACRRM、アクルム）が公認してくれるという可能性が出てきた。今度のへき地医療学会の理事会で「理事たちの前でプレゼンテーションをしてもらえる？」とCEOのマリタの秘書、ジュリーンから連絡があった。こちらとしては願ってもない話だ。さあ、急ピッチでプログラムの骨子を作成しよう。そこで困ったときのロックラン・マクアイバーだ。彼は思考を現実に変えるのが得意だ。

理事会は二〇一六年八月だった。オーストラリアで知り合ったジュン・パーカーに連絡をして、一緒に英語で骨子を考えた。そして理事会の前にオーストラリアに一時帰国しているロックランに会うことになった。三人でジンジャービールを飲みながら、机にノートを広げて会議をはじめた。ロックランが口火を切った。

「じゃあ、ノートにWHY、WHO、WHERE、WHAT、WHEN、HOWと書いてみて。

WHY　　なぜ日本でプログラムをはじめようと思ったの？
WHO　　対象はだれになる？　誰にこのプログラムを届けたい？
WHAT　その人にはどんなプログラムを届けたい？　ひょっとしてRVTS？
WHERE　その研修は日本のどこでやるか決まっている？
WHEN　いつからプログラムをスタートする？　来年でいいよね？
HOW　　どうやって研修生を集める？　これはマナブにしかわからないよね」

ひとつひとつの項目について私が話していく側から、ジュンが英語で補足してくれて、それをロックランがすごい勢いでパソコンに入力していく。すごく効率的だ。そして二時間もしないうちに理事会のプレゼン資料ができてしまった。

【バックグラウンド：WHY】

日本には四〇〇以上の有人離島があるが、医師のリクルートは課題である。へき地医療に興味がある若手医師もいるものの、公式なへき地医療プログラムが存在しないため、へき地に赴くことが選択肢とはなりにくい。われわれの目的は、公式にルーラル・ジェネラリストを育成するプログラムを日本で設立することである。

【プログラム：WHAT】

オンラインレクチャー、英語レッスン、ワークショップ、クリニカルビジット、エレクティブトレーニング（RVTSのモデルを採用）。

【ターゲットグループ：WHO】

対象は、原則として総合診療、もしくは救急医療の専門医を取得したものとする（この後、初期研修終了後のすべての医師を対象とすることになった）。

【研修場所：WHERE】

日本の離島およびへき地（一期生は上五島と徳之島となった）。

【研修期間：WHEN】

一年間（研修開始時期：二〇一七年四月より）。

【ラーニングアウトカム：WHAT】

へき地における外来診療、入院診療、救急医療、予防医療を、地域の実情（コンテクスト）に合わせて、倫理的に、しっかりとした知識で、プロフェッショナルとして行うことができる。

そして、へき地医療学会の理事会でのプレゼンの当日になった。頼りにしているジュンに英語でプログラム概要を作成してもらい、プレゼンも相当助けてもらった。もう一人ジェームス・クック大学の医学部在学中の大西亜季さんにも駆けつけてもらい、サポートしてもらった。理事会のプログラム監査の代表を務めるのは、ダーウィンでいろいろ優しく話をしてくれたデイビッド・キャンベルだ（41頁「いよいよ最終目的地のダーウィンへ」参照）。理事会の前に、何度もテレビ会議でプログラムの内容をチェックしてくれて、丁寧にアドバイスをくれていた。またロックランとも仲がよかったので、内容を十分に把握してくれていた。

理事会にはマリタをはじめ、ジェームス・クック大学のタルン、そしてデイビッドとならんでへき地医療を築き上げたブルース・チャーターがいた。みな顔見知りだったので、緊張はしたが、温かくゲネプロのプログラムを受け入れてくれた。そして正式にへき地医療学会の公認を得られることが決定し、名前も世界で通用するようにと「ルーラル・ジェネラリスト・プログラム・ジャパン」(Rural Generalist Program Japan：RGPJ)と名づけられることになった。

最終調整でRVTSのワークショップに参加

ＲＶＴＳを立ち上げたパットに再度、ウェビナー（オンライン・セミナー）に参加させてほしいと依頼し、日本でどのような講義をしたらよいかアドバイスを乞うた。

プログラム開始の直前の二〇一七年二月には、ＲＶＴＳの研修生限定のワークショップに特別に参加させてもらえることになった。研修生と一緒に、朝から晩まで五日間、シドニーのホテルに缶詰になり、へき地医療の手ほどきを受けた。ワークショップをリードする教育担当者が五人いて、それぞれが役割をしっかりと果たしていた。すごいプロ集団だった。研修生たちの真剣さも刺激になった。

私は毎日、レクチャーについていくのが精一杯で、ワークショップの運営を学ぶ余裕はなかった。特別に招いてくれたことでもあり、一生懸命受講することだけに専念した。するとパットから「明日のディナーパーティでスピーチをしてもらえないか？」と声をかけられた。せっかくの好意なので、参加させてくれたお礼と、これから日本で展開したい夢と、少しのジョークを交えたスピーチを用意した。ディナーパーティではパット自らの司会で壇上に招き入れてくれた。そこで思いっきりスピーチをした。皆、真剣に聞いてくれた。そしてジョークにもしっかり反応してくれた。

「お前はこっちにきて、オーストラリア人以上にジョークがうまくなったな」「今まで聞いたスピーチの中で一番笑った」と、何人もが近寄ってきてくれて、肩を叩いたり、ハグをしてくれたりした。本当に温かく力強い後押しだった。

そして五人の教育担当者たちも一致団結したように駆け寄ってくれた。

「今度私たちみんなで日本のワークショップを手伝いに行くから！　自費で行くから心配しないで」

私は「どれだけオーストラリアの方々にお世話になっているんだ」と言葉にならなかった。

「お前は日本のパットだ」

パット自らかけてくれた言葉は嬉しかったが、それ以上に心が引き締まる思いだった。

最大の難関、研修生のリクルート

ここまでオーストラリアの人たちにサポートしてもらったにもかかわらず、肝心の日本人研修生が集まらなければ、日本の研修プログラムはスタートしない。いろいろと試験的にワークショップを開催して手応えを確かめていた。

最初の企画は、二〇一五年八月のイーウェンたちによる福岡でのワークショップだった。はじめてエメラルドを訪問したランチの後、イーウェンに思いきってお願いした約束を、しっかり果たしてくれたのだ。しかも、イーウェンが育てたルーラル・ジェネラリストを二人も連れてきてくれた。一人は、ロイヤル・フライング・ドクター・サービス（RFDS）でも働く元弁護士のデイビッド・モーガン。「今のオーストラリアに必要なのは弁護士ではなくへき地で働く医師だ」と思い立って、弁護士をやめ医師になった人だ。もう一人は、イーウェンが手塩に育てあげたアリソン・カービーだ。彼女はへき地医療の盛んなジェームス・クック大学を卒業し、地元のエメラルドで研修中のルーラル・ジェネラリストの卵だ。デニス・レノックスがつくった「クイーンズランド・ルーラル・ジェネラリスト・パスウェイ」の初期の研修生だ。この三人に福岡でオーストラリア流のワークショップを開催してもらった。ワークショップの定員は三〇人としていたが、予想外に反響があり、募集開始三日間で定員に達し、最終的には三六人が受講してくれた。

ワークショップでは、オーストラリアの雰囲気を存分に出してもらった。ＧＰ産婦人科医のイーウェンによる分娩介助で取り上げた新生児を、アリソンが救急処置を施し、デイビッドがＲＦＤＳで搬送するといった、見事な搬送リレーのデモンストレーションを見ることができた。

福岡のワークショップの後は、ヘリコプターをチャーターして、徳之島まで飛んでもらった。飛行機だと徳之島まで二時間程度。ヘリコプターだと五時間はかかる。当日は徳之島でテレビカメラが待ち構えているということで、イーウェンに「ヘリコプターでは大変だ。日本にも医療搬送用の飛行機が必要だ」というセリフを言ってもらいたかった。しかし、イーウェンが「トクノシマ」となかなか発音できずに、映像はカットされてしまった。

次は、日本プライマリ・ケア連合学会のワークショップにチャレンジした。オーストラリアで知り合ったジュン・パーカーと彼の友人ジョシュア・ジョーンズ。二人に「都会の総合診療医」対「へき地の総合診療医」でそれぞれの魅力について議論をしてもらった。ジュンもジョシュアも互いの主張をわかりやすく伝えてくれ、オーストラリアの総合診療医の質や診療の幅について理解しやすいワークショップとなり、多くの参加をいただいた。

ポスターも作成した。様々な学会、メーリングリスト、ワークショップに参加し、説明会をしていくなかで、当初予定していた研修生の定員二人のところ、一期生として七人が参加してくれることになった。二〇二〇年三月現在、三期生が修了し、修了生は延べ二四人となった。四期生は八人でスタートする。

どのような展開になるか予想もつかないプログラムに参加してくれた一期生を含め、プログラムに飛び込んできてくれた研修生全員に心から感謝したい。研修生がいるからこそ、プログラムが継続できるのである。

一期生のオリエンテーション

研修病院は、ゲネプロの理念に賛同してくださった、上五島病院（長崎県南松浦郡新上五島町）と宮上病院（鹿児島県大島郡徳之島町）の二カ所の病院からスタートすることになった。

オリエンテーションと称した旗揚げ式では、七人の研修生、病院指導医、ゲネプロスタッフに加え、台湾で出会ったサトシさんこと許先生（2頁「台湾での前哨戦」参照）、そしてバヌアツで同じ釜の飯を食った、木曜島のサム・ジョーンズ（95頁「ムードメーカーのサム・ジョーンズ」参照）が駆けつけてくれた。サムから研修生へのメッセージが印象的だった。

「離島で生き抜くために必要なことは、決して耐えることではない。うまく柔軟に対応しながら、すり抜けていくことだ。楽しみながら世界とつながるルーラル・ジェネラリストを目指そう」

いよいよオーストラリアでお披露目

二〇一七年四月、クロアチアで開催されたあのルーラル・ウォンカ（7頁「クロアチアでも探し続ける」参照）がオーストラリアのケアンズで開かれることになった。あわせて、世界へき地医療サミットも同時開催となった。

オーストラリアへき地医療学会（ACRRM）のCEOマリタの計らいで、世界へき地医療サミットで「ルーラル・ジェネラリスト・プログラム・ジャパン」（RGPJ）のお披露目会をしようということになった。私たちは紺のスーツに身を包み、緊張して会場に入った。

お披露目式の司会は、なんとジェームス・クック大学の医学部長、リチャード・マリーだ。日本のプログラムを意地でもいいから「二年で立ち上げろ」と背中を押してくれた人だ。会場にはイーウェンも、デニスも、ロックランも、ディリップも、タルンも、サムも、エイマンも、そしてマリタもいる。このときには、知り合いも増え、会場には世界中の顔見知りの仲間が集まってくれていた。

そして、立ち上げのスピーチに入った。話したことは、今までのオーストラリアの旅で多大な支援をしてもらったお礼と、これから日本で成し遂げたい夢だ。そしてスピーチが終わり、研修生が壇上に上がったときのことだった。会場の全員が総立ちして大きな拍手で迎えてくれているではないか。ピーピーと指笛も鳴っている。バヌアツで感じた「世界はひとつだ」という思いがよぎった。下を見たら海や土で隔てられているが、上を見たら空でつながっている。二〇一七年の世界へき地医療サミットという場で、一期生と一緒に世界の仲間に入れてもらえたことは、一生の思い出になった。

ロゴのプレゼント

ゲネプロ（GENEPRO）とRGPJのロゴは、デザイナーの村上えり香氏がつくってくれた。私のよき理解者であり、仲のよい従妹だ。彼女はデザインの趣旨を次のように

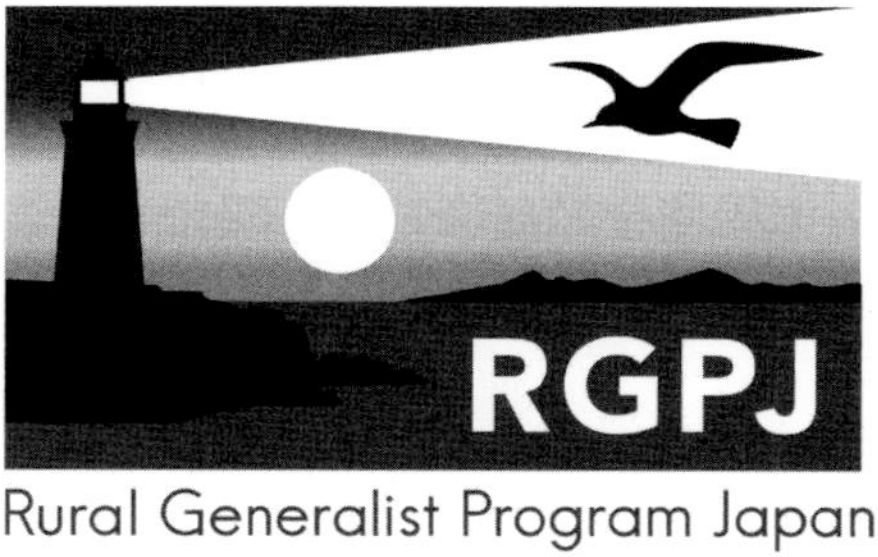

RGPJのロゴ

ゲネプロのロゴ

いう。

「ゲネプロのロゴマークをつくって欲しいと従兄から言われたときに『彼は今、まだ誰も成し遂げたことのない挑戦をしようとしているのだ』と感じ、冒険家がかつて誰も立ったことのない山の頂きに旗を立てるイメージが湧いた。また、離島やへき地へやってくる医師がカモメの姿と重なり、それぞれの診療所から青い空へと『旗揚げ』をするシーンが浮かんだ。そして、旗の先端の光には『一番星のように輝き、その地域の希望となって欲しい』という願いを込めた。

日本版離島・へき地医療プログラム（ルーラル・ジェネラリスト・プログラム・ジャパン：RGPJ）のロゴのテーマは〈離島・へき地への道標、ふるさとへの道標、希望の太陽〉だ。ゲネプロのロゴ同様、カモメは離島やへき地に渡ってきた医師である。灯台〈目標〉に向かうカモメ〈医師〉を照らす道標〈パスウェイ〉。このプログラムがその光のような存在であることを表現し、またそれは、カモメ〈医師〉が何でも診られる総合医として故郷へ戻るときの道標でもある。太陽をデザインに入れたのは、過去に真冬のアイスランドのへき地で見た、低く海に浮かんだ太陽の何とも言えぬ美しさを思い出したから。自然が厳しく人のいないところに短時間しか姿を見せない太陽に、いつもの何倍もの暖かさや希望を感じながら、このような場所で暮らすことが、どんな厳しいことかと考えた。離島やへき地に渡った医師たちも、様々な思いで美しい朝日や夕日を眺めて暮らしているのではないか…。そして、でき上がったマークを眺めていると、従兄から見せてもらったことのある、国内外の様々な離島・へき地の風景に似ていることに気づき、国境を超えて多くの人に伝わるマークであって欲しいと感じた。また、従兄の生まれ故郷にほど近く、馴染みの深い『銚子の海やカモメ』を想いながら、この風景こそが彼の原点であり、羽ばたくカモメの姿は、従兄そのものの姿であると感じながらこのマークをつくった」

彼女は、ロゴのデザインにまつわる背景について、私の思いをすべて代弁するかのように語ってくれる。後は、素敵なロゴに込められた熱い想いを一日も早く現実のものとするべく、前に向かって着実に歩みを進めていくだけだ。

第七章

これからのへき地医療に
必要なもの

The right doctors, in the right places, with the right skills, providing rural and remote people with excellent health care.
（適切な場所で、適切な能力を身につけた、適切な医師が、へき地の人々に優れた医療を提供する）

これはオーストラリアへき地医療学会（ＡＣＲＲＭ）のスローガンである。
この章では、このスローガンにある「適切な医師」「適切な場所」「適切な能力」について考えてみる。それを通して「へき地の人々に、優れた医療を提供する」には何が必要なのか、浮き彫りにしたい。

適切な医師（right doctor）とは何か？

正直なところ、へき地出身者でもなければ、最初からその土地にあった「適切な医師」になるのは難しい。どんなにコミュニケーション能力が高くても、お試し期間は必要だろう。オーストラリアには、へき地が自分に合うか合わないか、お試しのチャンスが何度もある。

ジェームス・クック大学のタルンたちが行った「どのような医学生がへき地を志すのか？」という研究がある。それは「へき地出身者」であったり「学生のうちにできるだけへき地でトレーニングを積んだ者」が、へき地医療に興味をもつ割合が高いという内容の研究だ。

今は、どのような介入（教育や支援等）をすれば、へき地で働く医師がより長く居続けられるか（高い定着率）、といったプログラム評価（program evaluation）が世界的に行われはじめている。へき地に「行かなければならない（have to）」ではなく「行きたい（want to）」というしくみづくりが必要とされているのだ。

医学生のうちにへき地医療のテイスティング（味見）ができるプログラムがある。ジョン・フリン・プレイスメント・プログラムである。ジョン・フリンは、オーストラリアの宣教師で、ロイヤル・フライング・ドクター・サービス（RFDS）をはじめた人物である（37頁「ロイヤル・フライング・ドクター・サービス」参照）。このプログラムは年間三〇〇人の医学生を募集し、二週間ずつ、計四年間、毎年同じへき地で研修をする。毎年同じ場所に行くため、スタッフはもちろん、患者も覚えていてくれる。「久しぶりだな」とか「顔つきがずいぶん医者っぽくなってきたね」と言われることもある。医学生にとっても「あの患者さん、まだ元気だった」とか「あのレストラン、まだ残っていた」とか、人にも場所にも愛着が出てくるようだ。

医学部を卒業した後の初期研修（インターン）の時期にも似たようなお試し期間がある。このインターンの時期は医師としても経験をたくさん積まなければならず、患者が多く集まる都市部の大病院で研修をすることが多い。初期研修医のときは、とにかく必死なので、キャリア・アドバイザーでもいない限り、そのまま大病院の医療にどっぷり浸かってしまう確率が高くなる。現に、私自身も初期研修は一〇〇〇床近い大病院で行い、地域医療を目指すと口では言いながらも、初期研修が終わると地域医療とは異なる麻酔科に入った。自身が思い描いたキャリアとは異なる道も、それはそれで面白いが、結果として地域で働く医師が少なくなり、医師偏在が生じてしまう。

オーストラリアでも同様の現象が起きたため、初期研修中に二カ月間程度、地域の診療所やへき地で研修ができるチャンスが設けられた。これを一昔前は Prevocational General Practice Placement Program（ＰＧＰＰＰ）といい、今では Rural Junior Doctor Training Innovation Fund（ＲＪＤＴＩＦ）という名称になっている。政府から補助金が出て、積極的に地域に出られるしくみだ。

初期研修を終えた医師も、ストレートに専門研修に入る人もいれば、しばらく代診医（ローカム）として働く医師もいる。ブルームで出会ったＧＰ産婦人科医のペニー・ウィルソンも Nomadic GP（放浪する総合診療医）というブログを書くくらいなので、「ぶらぶら働く」のをよしとする文化があるし、実際にその自由度の高い働きかたに憧れる人も多い（119頁「ケイシーの働くブルーム病院」参照）。医学生のうちに体験できるエレクティブ（選択）研修があるが、医学生は糸の切れた凧のように、世界中、自由に飛び回り、様々な土地で研修をしている。人間は元来、旅が好きなのだろう。新たな世界を求めて、世界中を自由に飛び回り、結果として逞しくなって帰ってくる。それが「エレクティブの効果のひとつでもある」と、ジェームス・クック大学のタルンもよく言っている。

実際に、専門研修中あるいは専門医取得後でも、サバティカル（職務を離れた長期休暇）で旅をしている医師に何人も出会った。例えば、テナントクリークにいた元病理の教授だったガーン（33頁「テナントクリークでの出会い」参照）や、弁護士からエメラルドの総合診療医になったデイビッド・モーガン（150頁「最大の難関、研修生のリクルート」参照）も旅をしていくなかで新しい自分に出会った。アメリカで家庭医専門医として働いていたレイモンド・レワンドスキーも、オーストラリアにサバティカルで働きにきて気に入ってしまい、三年のつもりがもう一〇年以上オーストラリアのへき地で働いている。彼の奥さんも助産師だが、オーストラリアが気に入ってしまい、助産師の資格を生かしながらへき地の専門看護師として夫と一緒に働いている。

イーウェンが徳之島で講演をしてくれたときに語ってくれた言葉が印象的だ。

「自分はエメラルドで三〇年近く医師をしている。しかし、長く同じ場所で働く医師は、私で最後にしたい」

救急の師匠、井上徹英先生も言っていた。

「人は囲い込むと逃げる。自由にすると近くにいる。不思議な生き物だ」

それが人集めの秘訣なのかもしれない。

緊急代診医制度──「適切な医師」を支えるしくみ

現在、ゲネプロで進めているのがリリーフ（Rural Emergency Locum for Islands with

Endless Flying：RELIEF）、緊急代診医制度だ。へき地の医師が急に倒れたときに、いつでも緊急代診ができる医師のネットワークをつくり、そこに応援を依頼する。これは野球のリリーフピッチャーがブルペンで常に投げていて、試合に出ているピッチャーに問題が生じれば、すぐに救援できるしくみをイメージしている。

災害のときには医師がたくさん救援にくるにもかかわらず、へき地の医師が倒れても医師の代診を要請するしくみがないのを常々課題と感じていた。へき地の医師の「スキルアップ」や「リフレッシュ」も支援し、緊急事態が発生した場合には災害支援と同様に緊急代診医が駆けつける。また代診は期間が決められているので、都会の若い医師にとっては思いきってへき地に飛び込めるチャンスだ。またベテランの医師にとっても故郷やお世話になった地域を支援するきっかけになるかもしれない。そんな相乗効果も生まれそうな気がする。といってもリリーフするのは「適切な医師」でないと困る。適切なトレーニングを積んでから、このリリーフ集団に入れるようなしくみを計画しているところである。

リリーフのロゴ

リリーフ（RELIFE）のロゴは他と同様に村上えり香氏が作成してくれた。コンセ

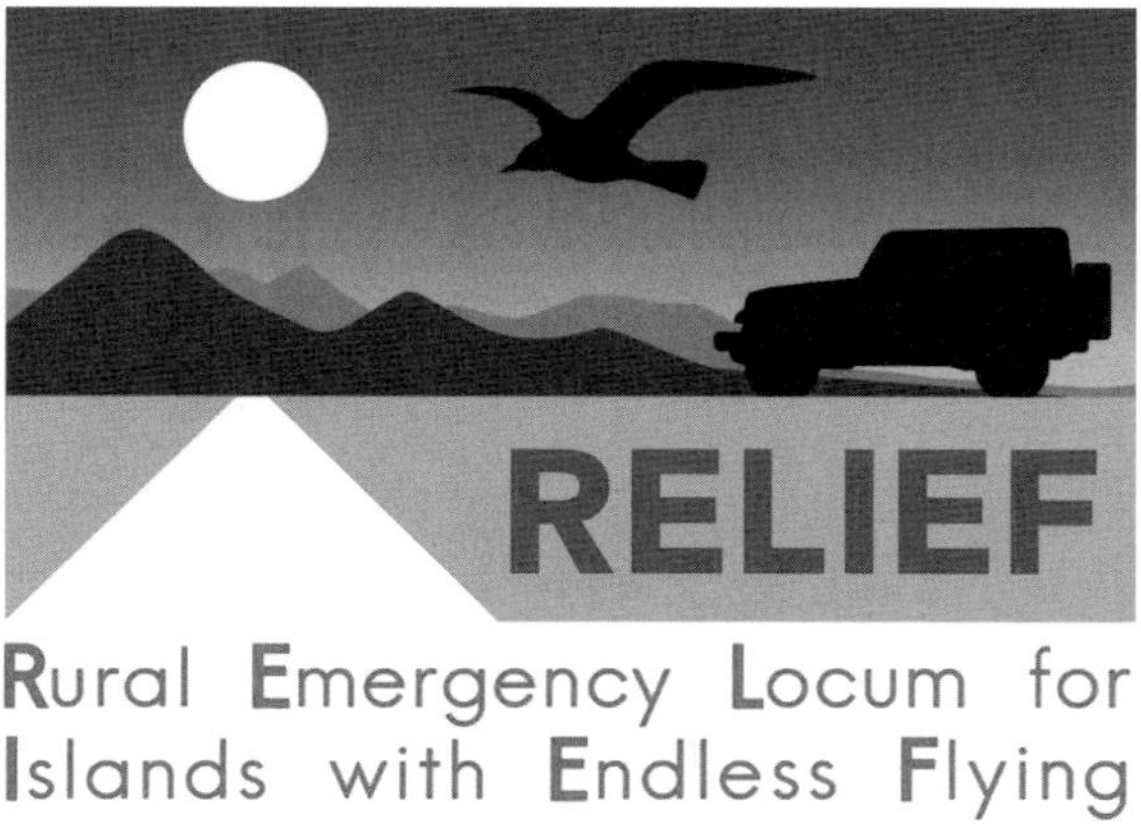

RELIFEのロゴ

プトは「助け合う医師と、へき地へ向かう道、帰る道」で、ゲネプロ、RGPJのロゴに共通する渡り鳥（へき地の医師）に伴走する車は、緊急事態に応援にきた代診医を意味し、助け合いながら太陽（希望）へと向かう。また同時に渡り鳥（へき地の医師）が車（都市部からやってきた医師）を誘導し、サポートする姿を意味する。

適切な場所（right place）とは何か？

自分の腕を過信して高度な手術をした外国人医師がいた。そして一〇〇人近くの患者が死亡した。本来は、より高度な対応のできる病院に紹介すべきだった。この事件はクイーンズランド州の都市バンダバーグで起きた。

皮肉にも、へき地医療の父、デニス・レノックスの故郷だ。二〇〇三年から二〇〇五年の間のことで、まさにデニスがへき地医療の再編をしている時期だった。この事件を受けてクイーンズランド州政府は、へき地医療研修を約束した二〇〇五年の「ローマ・アグリーメント」の合意を後押しした。

地域の規模と医療サービス（診療範囲）が釣り合うことが理想である。例えば人口五〇〇〇人のA地域では夜間救急の対応ができるが、同じく人口五〇〇〇人のB地域ではできない。これでは医療の公平性が保たれていない。一方で、人口五〇〇〇人のA地域では心臓外科の手術ができて、人口五〇〇〇人のB地域ではできない。これはA地域が（一般論として）「やりすぎ」で過剰な医療を提供しているのである。つまり医療の安全性と持続性が危ぶまれる可能性があるということだ。繰り返すが、地域の規模と医療サービスのレベル（診療範囲）は釣り合うべきである。理由は、医療の公平性、安全性、持続性を担保するためである。

このクイーンズランド州の残念な事件により強化されたのが、地域の規模により医療サービスを定めた、クリニカル・サービス・ケイパビリティ・フレームワーク（CSCF）である。例えば超へき地にある看護師のみが常駐する診療所は「レベル1」、大都会にある大学病院は「レベル6」というように分類されている。

レベル１：看護師のみで運営される小さな離島やへき地の診療所
レベル２：医師が一人の診療所
レベル３：総合診療医だけが勤めるへき地の病院、各科専門医は非常勤
レベル４：地方の総合病院、各科専門医も常勤でいる
レベル５：都市部の総合病院
レベル６：大都会の大学病院・総合病院

「レベル２」は人口二〇〇〇人以下とか、「レベル３」は人口四〇〇〇人以上で、ルーラル・ジェネラリストが働く病院で、外来、入院に加え、二四時間の救急医療、全身麻酔を要する一般的な手術、帝王切開を含む産婦人科などの医療サービスの提供が求められる。このように地域の規模に応じて診療の範囲の概要を設定している。

このフレームワークの構築により、「レベル２」での診療範囲を超えたら「レベル３」の病院に搬送してよい、という公式なネットワークができあがった。日本においては、患者紹介がスムーズにいかないことが時々ある。大きな総合病院からすると「何でこのくらい診療所で診られないのだろうか？」とか、診療所からすると「このくらいは総合病院なんだから受け入れて欲しい」といったギャップが存在していることがある。

もうひとつ、オーストラリアの保健省（Department of Health）が地域を行政的に区分けした分類がある。以前からあるが、現在使われているものは二〇一五年に整備されたモディファイド・モナシュ・モデル（ＭＭＭ）と呼ばれる区分で、七段階に分かれている。「ＭＭ１」が大都会で、「ＭＭ７」が超へき地・離島である。使いかたとしては「ＲＶＴＳ（へき地医療に特化した遠隔教育提供機関）のプログラムに参加できる資格はＭＭ４・５・６・７である」とか「へき地手当てが支給されるのはＭＭ６・７だ」といった具合である。この分類は人口や都市までの距離など、統計学的に計算され定められている。この分類により「へき地度」と「医師数」の比較が可能となり、具体的な医師確保対策につなげられている。

このようなＣＳＣＦやＭＭＭなどの分類があれば、日本においても「地域医療とは何か?」という議論がだいぶしやすくなる。「東京だって地域医療があるよ」といった大雑把な議論はできなくなるし、また離島も、大離島、中離島、小離島という分類からもう一歩踏み込んだ議論ができるようになる。

ファミリー・サポート──「適切な場所」を支えるもの

クイーンズランド州にへき地の医師の家族をサポートするネットワークがある。へき地では医師の夫は職場があるが、奥さんたちには仕事がなかったり、友だちがいなかったりする。へき地医療を維持するには、家族にとっても居心地のよい場所にする努力が必要だ。デニスとならんでへき地医療を築き上げたブルース・チャーターの奥さんアン・チャーターが中心となって、このネットワークQRMFN（Queensland Rural Medical Family Network）を立ち上げた。アン・チャーターに二〇一九年のへき地医師会のパーティの席でお会いした。

「ちょっとファミリー・サポートについて教えてもらいたいんですが」

挨拶がてらに話をうかがった。

「サポートっていう言葉は、へき地にマイナスイメージを与えるでしょ」

結構な強い口調だったので、私は何か失礼な発言でもしたのかと、ちょっと不安になった。

「へき地は子育てがしやすいし、コミュニティ同士のつながりがしっかりしているから、困ったときでも、お互い助け合えるのよ。だからサポートなんて言葉は本当はいらないのよ」と優しく言い換えてくれてホッとした。

このアンたちが立ち上げたQRMFNは、医師の家族が仕事に必要なスキルを学ぶのに必要なちょっとした奨学金を用意したり、地域に入り込みやすいような催し物を企画した

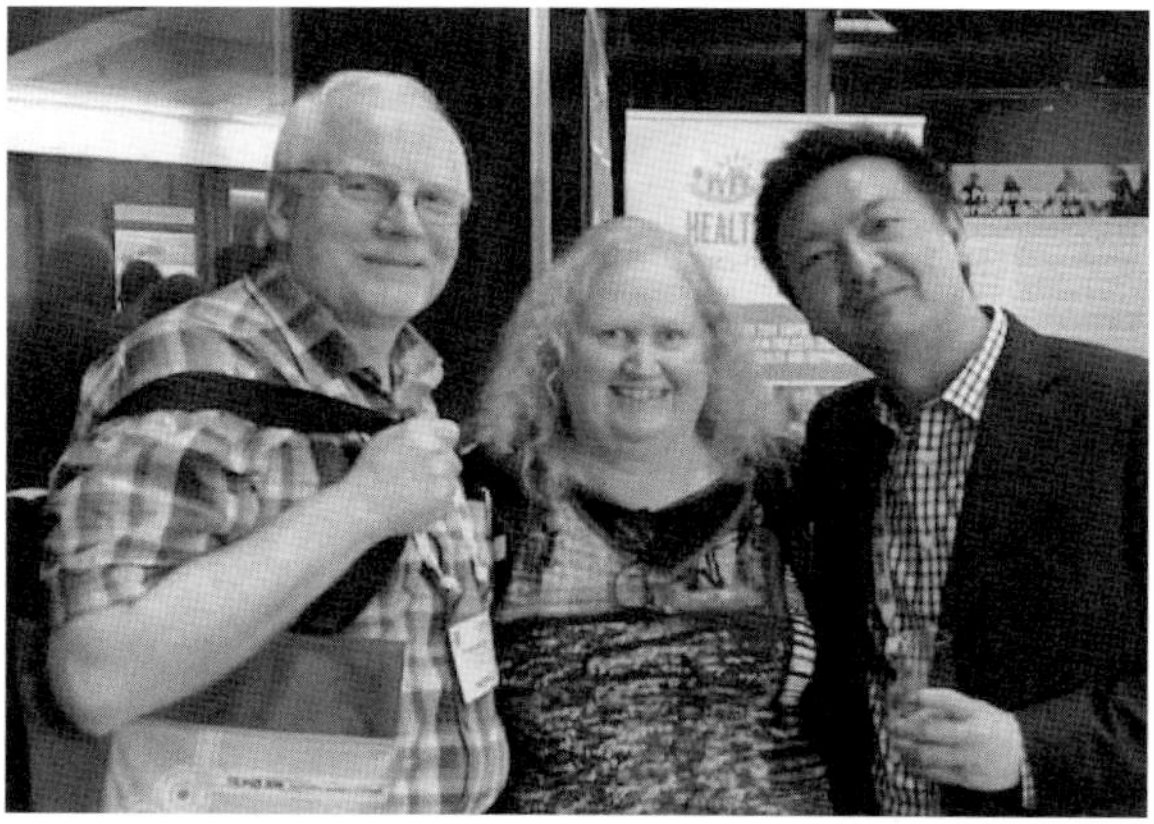

イーウェン（左）とウェンディ（中央）と

りと、地域の生活にスムーズに入れるようなネットワークづくりを心がけている。

ＱＲＭＦＮは毎年、クイーンズランド州のへき地医師会集会で「Backbone of the Bush」という賞を授与している。今までの受賞者は、へき地医療に身を捧げている医師を支える奥さんたちだ。二〇一八年はイーウェンの奥さん、ウェンディが受賞した（写真）。ウェンディは決して驕らず、いつもにこにこモナリザのように座っている。そのため皆に癒しを与えている。授賞式でウェンディの名前が呼ばれたときは、会場総立ちだった。拍手は鳴りやまず、ウェンディのスピーチを期待していたが、「ただの奥さんをやっていただけよ」の一言だけで恥ずかしそうに壇上から降りてしまった。それでも拍手が鳴りやまないので、司会者がもう一度ウェンディを壇上に上げてマイクを渡した。そしてウェンディは言った。「サンキュー」本当に謙虚な人だ。後でウェンディの席に祝福に行った。もちろんウェンディは「光栄だ」と喜んでいたが、隣に座っているイーウェンのほうがもっと嬉しそうだった。尊敬する夫婦だ。

最近ではへき地で働く女性医師も増えてきており、へき地医療学会（ACRRM）のレジストラも女性が四割を超えてきた。女性医師の夫が「Backbone of the Bush」を受賞する日も近いかもしれない。

適切な能力（right skill）とは何か？

木曜島病院の院長、トニー・ブラウンが言った。
「イッツ・オール・アバウト・ザ・コンテクスト」（すべては実情に合わせて）
トニー・ブラウンの奥さんは元オーストラリアへき地医療学会（ACRRM）の会長、ルース・スチュワートだ。「ルーラル・コンテクスト」（へき地の実情）という単語を連発していた。ルースは二〇二〇年七月にオーストラリア保健省管轄のへき地医療にかかわる長官に就任している。木曜島はサム・ジョーンズが働く島であり、ロックラン・マクアイバーも以前働いていた。ルーラル・ジェネラリストにとっての憧れの島である。木曜島出身者は、なんとなく一目置かれている雰囲気を感じる。状況に適応する能力が高いのだ。それは、バヌアツで見たサムやロックランの臨機応変に対応していた仕事ぶりからもすぐに感じた。

「こいつらすごい！」

悔しいけど羨望の眼差しで見ていた。現場にあるもので何とかする能力は、木曜島で十二分に鍛えられたのだろう。離島は診断がつかない場合でも、すぐに患者を都市部の病院に紹介することが難しい。患者の安全を担保したうえで、不確実性と向き合える能力が必要である。サムもロックランもその不確実性（uncertainty）に対応するには「フレキシブル（flexible）」と「アダプタブル（adaptable）」が大事だという。ＲＶＴＳのパット・ギディングスも同じことを言っていた。ルーラル・コンテクストに対応するには、フレキシブルにそしてアダプタブルに変幻自在に自分自身の形を変えられる能力が必要なのだろう。ジェネラリストの特筆すべき能力のひとつなのだ。

しかし、実情に合わせられる能力を身につけるには、基礎がしっかり身についていないと難しいはずだ。ここでロナルド・マッコイの言っていた七五パーセントと二五パーセントの法則が頭に浮かぶ（140頁「ロナルドがヒントをくれた」参照）。ルーラル・コンテクストに合わせられる実情に対応する能力は、ルーラル・ジェネラリストに必要とされる能力は二五パーセントで、マニュアルどおりの基本的な対応能力は七五パーセントくらいの割合のはずだ。どこのへき地に行っても必要とされる基本的な能力だ。

二〇一四年、世界一九カ国から二〇〇人ものへき地医療の代表がケアンズに集まり、第一回世界へき地医療サミットが開かれた。そこで定義されたのが、ルーラル・ジェネラリストが行う医療（Rural Generalist Medicine）だ。その能力とは、外来や在宅医療を含むプライマリ・ケア、入院診療、救急医療、そしてポピュレーション・ヘルス（集団全体の健康向上を図る考えかた）、そしてアドバンスド・スキルだ。この定義は世界中に広がり、何かにつけてこの二〇一四年の「ケアンズ・コンセンサス」の定義が引用されている。

そしてカナダのモントリオールで開催された第二回の世界へき地医療サミットでさらに内容が吟味され、二〇一七年の第三回の世界へき地医療サミットが再びケアンズで開催された。日本のプログラム（ＲＧＰＪ）を壇上で公式発表したときだ。

参加国は二三カ国に増え、突っ込んだ議論がなされた。そこででき上がったのがルーラル・ジェネラリストが行う医療を示した図だ（図）。

プライマリ・ケアが円の中心にあり、ホスピタリストとしての入院診療、救急医療、そして予防医療を含むポピュレーション・ヘルスがプライマリ・ケアを囲んでいる。この円は凸凹があってはならない。どれも大切な能力で、どれひとつ欠けてはいけない。そして、

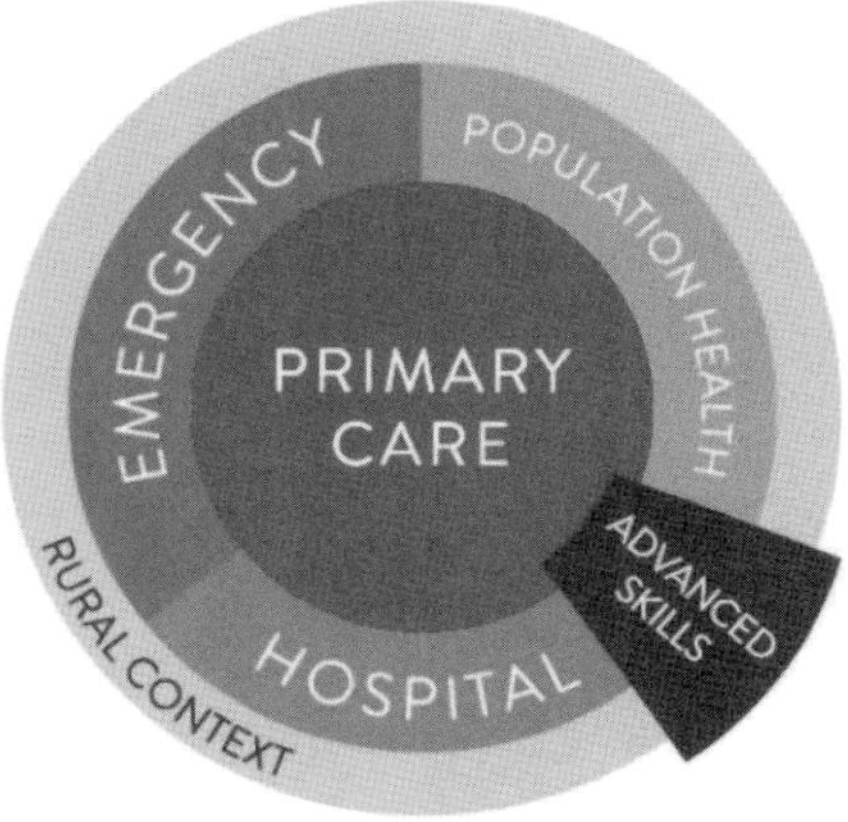

ルーラル・ジェネラリストが行う医療を示した図
出典：Position Statement；Rural Generalist Medicine, ACRRM, 2018.

ルーラル・コンテクスト（へき地の実情）が周囲に配置されている。周囲に位置するルーラル・コンテクストが二五パーセントくらい、その内側の基本的な能力が七五パーセントくらいになる。ちなみにルーラル・ジェネラリストの地域に求められるアドバンスド・スキルを決めるのに「町長も一緒になって考えたことがある」という話を聞いた。「医師のスキルは自分のものではない、地域住民のものなのだ」ということだ。

本題にもどる。では、このルーラル・ジェネラリストに求められる円の中心にある基本的能力（コア・クリニカル・スキル）はどのように学ぶのだろうか？この質問は、最初のクロアチアでエイマンに会ったときからずっと聞き続けていた（7頁「クロアチアでも探し続ける」参照）。とにかくカリキュラムをしっかり構築し教育することが一番大事だと、耳にタコができるくらい言われた。しかし、当時は何のことやら正直よくわからなかった。それをロナルドが丁寧に教えてくれた（140頁「ロナルドがヒントをくれた」参照）。ロナルドは私の前にオーストラリア総合診療学会（RACGP）のカリキュラムの実物をドーンと持ってきてくれた。

「こんなに分厚いの？」

当時のRACGPのカリキュラムはなんと五六六ページもあった。「これを三年間かけて教育する」というのだ。改訂に改訂を重ねてできた重要なものである。まるで老舗の何十年も継ぎ足した秘伝のタレのようだ。その後、オーストラリアへき地医療学会（ACRRM）のカリキュラムもあるのか？　とマリタに聞いてみた。

「もちろんよ！」

へき地医療学会のものも一九二ページあった。これにはへき地での二年間の研修中にマスターすべき内容が盛り込まれていた。どのような場合に遠隔医療に頼るか、どのような場合にロイヤル・フライング・ドクター・サービス（RFDS）を要請するか、など自身の能力を超えた場合の対処法についても、カリキュラムをベースに教育されている。経験すべき手技はログ・ブックに別途掲載され、経験すべき症例数も含めて細かくチェックできるようになっていた（18頁「だれが産科を診るのか」参照）。総合診療学会（RACGP）もへき地医療学会（ACRRM）も専門医試験はすべてカリキュラムの項目の中から出題される。

日本のへき地医療プログラムにもカリキュラムは絶対に必要である。そこで、へき地医療学会のカリキュラムの全訳をし、日本の実情に合うように赤字を入れていく作業をした。仲間とも手分けして行ったが、結構な労力がいる作業だった。やっとの思いで完成させた日本語版カリキュラムを、へき地医療学会の理事会に持参した。するとデイビッド・キャンベルの顔が曇った。

「いやー、今新しい第五版のカリキュラムをつくっているところでね。また、がんばって日本語に訳してくれ」

カリキュラムを訳すのは大変だが、新しい第五版を見るのはとても楽しみだ。このカリキュラムにより身につけられる次世代のルーラル・ジェネラリストの能力を、一足先に垣間みれるような気がするからだ。

「適切な能力」を身につけるために：プログラム評価

二〇一六年九月、スペイン・バルセロナで開かれたヨーロッパ医学教育学会（Association for Medical Education in Europe：AMEE）の後、ノルウェー・トロムソでへき地医療のミニ・シンポジウムが開かれた。そこで評価に関する手法を学んだ。

医学教育者のタルンも、ACRRMのディビッドもイーウェン、ロックランも、そして台湾からサトシさん（許釗論）も参加した（2頁「台湾での前哨戦」参照）。どこの国もへき地医療のプログラムの構築に取り組んでいるが、卒業生を出すことで満足してしまい、そのプログラムの評価は十分にできていないとのことだった。オーストラリア以外のカナダ、イギリス、ノルウェー、世界のへき地医療をリードする国々も同じ状況だった。

プログラム評価に関する論文は年々増えてきているが、「実際に参考にできるものは、わずかしかない」と、WHOでへき地における人材確保の戦略を担当しているジム・キャンベルが嘆いていた。当時、ロックランがWHOに勤めていたのでノルウェーでのシンポジウムの後、WHOをたずねる機会を得たのだ。

ゲネプロもプログラム評価をしない限り自己満足で終わってしまうと危機感を覚えた。現在は、世界有数の学際的評価学を専門に研究する機関、アメリカのウェスタン・ミシガン大学の大学院で評価の哲学を研究している津崎たからさんの協力を得て、プログラム評価の枠組みを考え、導入しはじめたところだ。プログラムは研修生のため、地域住民のため、そして国のために役立つものでありたい。ルーラル・コンテクスト（地域の実情）に対応できる「適切な能力」を備えた医師を育成できるプログラムに近づけるためにも、「プログラム評価」の力を借りていきたい。

最終章

いったい私は
何を見てきたのだろうか？

川を上り、海を渡る

ゲネプロを立ち上げようと思ったとき、母校の恩師にお話をうかがいに行った。

「歴史を遡れば必ず同じようなことをした人がいる」とは医史学の大家、酒井シヅ先生（順天堂大学医学部名誉教授）の言葉だ。

「海外には必ず同じことにチャレンジしている人がいる」とは、海外の地域医療に詳しい武田裕子先生（順天堂大学医学部医学教育学教授）の言葉だ。

何かを始めようと思ったら「川を上り、海を渡りなさい」というメッセージだ。過去の歴史を遡り（川を上り）、ほかの国を見て（海を渡り）、そして自分たちの地域で考えなさい、とその言葉は教える。以後、幾度となくこの言葉に勇気づけられた。私の行動の羅針盤だ。

先輩から歴史を学ぶ

私の中で、やはり徳之島は特別な島だ。母校の順天堂大学の大先輩が院長をしている徳之島の宮上病院（鹿児島県大島郡徳之島町）を訪ねた。そして久しぶりに「ザ離島」を味わった。外来診療や予防接種、訪問診療の合間に、時速一六〇キロの豪速球やフォークボールが飛んでくる感じだ。まさに総力戦で立ち向かう。やはり離島医療は厳しくも憧れのメジャーリーグだ。

その夜、父親と同年代の院長と外科医、そして私の三人で酒を飲んだ。もちろん飲んでいるのは島酒の黒糖焼酎だ。私が生まれる前の一九七一年卒業の大先輩、宮上寛之先生は言う。

「メスはどう振るうかではなく、いつ握るかである」

「離島では勝てない試合はしない。すべきこと、そうでないことを見極める選球眼が必要だ」

三〇年以上、徳之島の医療を守り続けている真の言葉だ。

最近の医療は診療ガイドラインなどで示された医療をそのまま患者に当てはめようとすることからクック・ブック・メディスン（料理本医療）とも揶揄《やゆ》される。新しい情報や知識だけを身につけても、血となり肉となりとはいかない。少なくとも、どのような歴史があり、どのような経緯を経て、現在の治療があるのかを知ることは、医師として大事な姿勢であることを、酒の場ではあるが、大先輩たちから教えられた。

そこには、いわゆる昔話や武勇伝は一切ない。離島で武勇伝をいくら話したところで、実力は一目瞭然だからである。胃潰瘍の治療の変遷や、ＨＡＭ（ＨＴＬＶ-1関連脊髄症）の発見の裏話、アフリカのＨＩＶ（ヒト免疫不全ウイルス）感染症や血友病の話など話題は尽きることがなく、時間はあっという間に過ぎた。

離島の医師のアンテナは驚くほど高い。もちろん勉強熱心だからであるが、それに拍車をかけるように「離島医療の怖さ」「医師としての原点」を常に認識させられる環境に身をおいているからだろう。

「いろいろな患者がやってくる」

「いろいろな治療が入ってくる」

「いろいろな医師もやってくる」

悩みは尽きないはずだ。それを物の見事に笑い、払いのける宮上先生。

「僕たちは常にアダプテーションしているから、ワハハハ」

アダプテーション…。ロックランとサムがバヌアツのジャングル・クリニックで言っていた言葉だ。順応、適応。この広い受け皿は、すぐには備わらないだろう。ローマは一日にしてならず。偉大なロールモデルだ。

世界のへき地から学ぶ

二〇一五年の台湾でのウォンカ（WONCA：世界家庭医機構）の集会を皮切りに、訪問した国はゆうに一〇カ国を超えた。そこには想像をはるかに超えたへき地医療があった。その一部をご紹介する。

突然、女性が診療所に駆け込んできた。「子どもの意識がないから早くきて！」往診カバンを肩にかけ、医師はすぐに白馬に飛び乗った。見渡す限りの大草原の中を、遥か向こうのゲル（伝統的な移動式住居）に向かってひた走る。モンゴルの往診風景である。

オーストラリアの北、トレス海峡に浮かぶ木曜島病院。ヘリコプターで妊婦が搬送されてきた。すぐに手術室に運び込まれ、麻酔がかけられ、帝王切開がはじまった。パプアニューギニアからの患者だった。周辺離島には、二週間に一度、ヘリコプターで回診に出向く。

「夜の往診は漁船よ。オーロラ？　もちろん見えるわよ」ノルウェーの北極圏に位置するトロムソの離島で働く女性医師。耳鼻科医だったが、田舎が好きで、家庭医療を学びなおした。二年前には、「ドクターコトー」のモデル、瀬戸上健二郎先生に会いに下甑島にきた。

「空を飛んだり、海に潜ったり、救急車に乗ったり……。私の働く場所はどこなんだろうと思うけど、でも救急医がいないから仕方ないわ。アドレナリン？　出るわよ、そりゃあ」とはスペインの離島で働く家庭医。

「まずはタスマニアで寒冷地トレーニングしてからよ。雪かきがメインだけど、手術室もあるし、テレメディスン（遠隔医療）もあるから、安心だわ。今回で南極は二回目。医師は二人しかいないけど、歯を抜くトレーニングも受けたし、何とかなるわよ」

「南極なんて、まだそんなこと言っているのか。おれは火星で闘える医師を育成しているぞ。ＮＡＳＡと一緒にな。世界で一番のへき地は宇宙だよ、宇宙！」

世界の離島やへき地を見て回って直接に聞いた話である。世界には様々な医師がいて、それぞれ守るべき地域があり、見ている景色もまったく異なる。地平線、水平線、オーロラ、海中、大雪原、そして宇宙…。へき地を巡っていくなかで、地球全体、さらには宇宙までつながるとは驚きだ。

ひとつのへき地

国内外のへき地をめぐる旅を続けるなかで、印象に残ったスピーチがある。オーストラリア保健省の初代へき地医療長官、ポール・ウォーリーがある学会で述べた祝辞だ。

「ひとつのへき地を見たら、それはひとつのへき地を見たに過ぎない、という言葉があります。しかし、これには真実と危険が含まれています」

そこまで言うとポールはひと呼吸し、スピーチを続けた。

「われわれは、皆、異なる存在であり、同様にへき地も個々の特性をもっています。これは真実です。しかし一方の危険とは〈ひとつのへき地を見たら、それはひとつのへき地を見たに過ぎない〉という価値観に、もしわれわれの研究が基づくのであれば、われわれの経験が政策に転換されることはないでしょう。われわれは違いのなかに共通項を見つける必要があるのです」

いったい私は何を見てきたのだろうか？

デニスの味わった苦労、マリタが流した涙、イーウェンとウェンディが支え続けたエメラルド…。皆、失敗から真摯に学び、前進し、その場に立ち続けた。そこには、常に人と人、人と地域の強い絆があった。常に仲間とスクラムを組んで困難に立ち向かっていた。へき地の住民と一緒になって前進する強靭な精神と、時には柔軟な対応力、そして適応力があった。目的はシンプルだ。イッツ・オール・アバウト・ザ・コミュニティ（すべては地域のために）。

イーウェンに、なぜそんなに日本を応援してくれるのか？　と聞いたことがある。

「お前の夢を応援したいし、プログラムが成功してほしい。そしてそれは結果として日本のへき地の人々が救われることになるからだよ」

イーウェンのへき地医療に対する哲学だ。

ソウルで行われたウォンカの世界大会で、バングラデシュとネパールの医師と三人で食事をしながらミーティングをした。食事も終わり、そして話し合いも終わり、それでも時間があった。三人でボーッとしながらソファでくつろいでいた。そして何か話題をつくろうと一人が質問してきた。

「みんなの夢って何？」

そして三人の答えは一緒だった。

「それは、すべての国民が同じ医療を受けられるようになることだな」

世界中のどこで働こうとも、同じ夢をみる。医師という職業は、本当に不思議だ。

見てきたものを現実に

三本の柱を立てゲネプロを立ち上げ五年が経った。

一、離島・へき地で働ける医師になること
二、離島・へき地で働ける医師を育てること

三、離島・へき地で働ける医師を支援すること

数え切れないほど多くの方々の協力を得て、今では三本の柱がだいぶ具体的になってきた。しかし、まだ手つかずの柱がある。

「一、離島・へき地で働ける医師になること」

私は医師一〇年目の二〇〇九年、徳之島で歯が立たない悔しい経験をした。しかも島に住んだのはたったの半年間。それから一〇年が過ぎた。

そろそろ私自身もチャレンジする時がきたようだ。鹿児島県下甑島《しもこしき》にある手打診療所の歴代所長、瀬戸上健二郎先生、そして内村龍一郎先生からのタスキを受け継ぐ光栄なチャンスに恵まれた。不安がないかと言われれば嘘になるが、島民のみなさんの迷惑にならないよう精一杯がんばってみたい。

あとがき

二〇一五年四月一八日、宮崎駿監督の『紅の豚』の舞台となったクロアチアのドゥブロヴニクで白ワインを飲んでいた。酒は弱いが、酒の場は好きだ。一一人のオーストラリア人と私の総勢一二人。世界遺産の旧市街でワイワイやっていた。「魚には白ワインが合うって本当か?」とか「赤ならおれの地元のワインが最高だ」とか。知らない土地で、はじめての人々との食事会。緊張をほぐすかのようにグイグイ飲んだ。各々がデザートを注文した後、目の前に座っていた寡黙なイーウェンが口を開いた。

「ところでお前は何がしたいんだ?」

静かで抑揚のない声だった。周囲は相変わらずワイワイやっている。

そのときの私はといえば、ワインのおかげで舌は回るが、頭が回らない。

「日本には離島やへき地が、実はたくさんあって、東京で働く医師の数のほうが圧倒的に多くて…。要するに…。」

広島にホームステイをしたことがあるというジェリーがこちらを心配そうに見ている。

「へき地で闘える医師になるには、どうしたらよいか知りたい!」

私の酔いはとっくに覚めていた。クロアチアの四月の夜、ひとり大汗をかいていた。

イーウェンは少し間をおいてから、静かな声で話しはじめた。

「来月、エメラルドにくるか?」

「はい、行きます!」

エメラルドとは、イーウェンが三〇年近くへき地の医師として働いていた地域だ。隣に座っていた奥さんのウェンディが捕足するかのように教えてくれた。

それから三週間後、私はエメラルドにいた。テーブルには白ワインと赤ワインが置いてある。ただ今回は緊張をほぐすために飲むことはできない。日本のへき地の医療事情について話をするようイーウェンに頼まれていたからだ。二三人のオーストラリア人と私の総勢二四人。エメラルドで働く開業医や勤務医、そして若い医師たちが席に座っていた。

オーストラリアの五月、秋の終わりにまた大汗をかいた。

エメラルドへの訪問から数日後、イーウェンから一通のメールが届いた。

「オーストラリアのへき地医療の礎をつくったキーパーソンにぜひ会ってほしい。デニス・レノックスという人だ。エメラルドで会ってもらった若く素晴らしい医師たちは、すべてデニスのビジョンによって誕生したんだ」

「何よりもイーウェンに会えたことが嬉しい」

私はメールに書いた。すると次のような返信がきた。

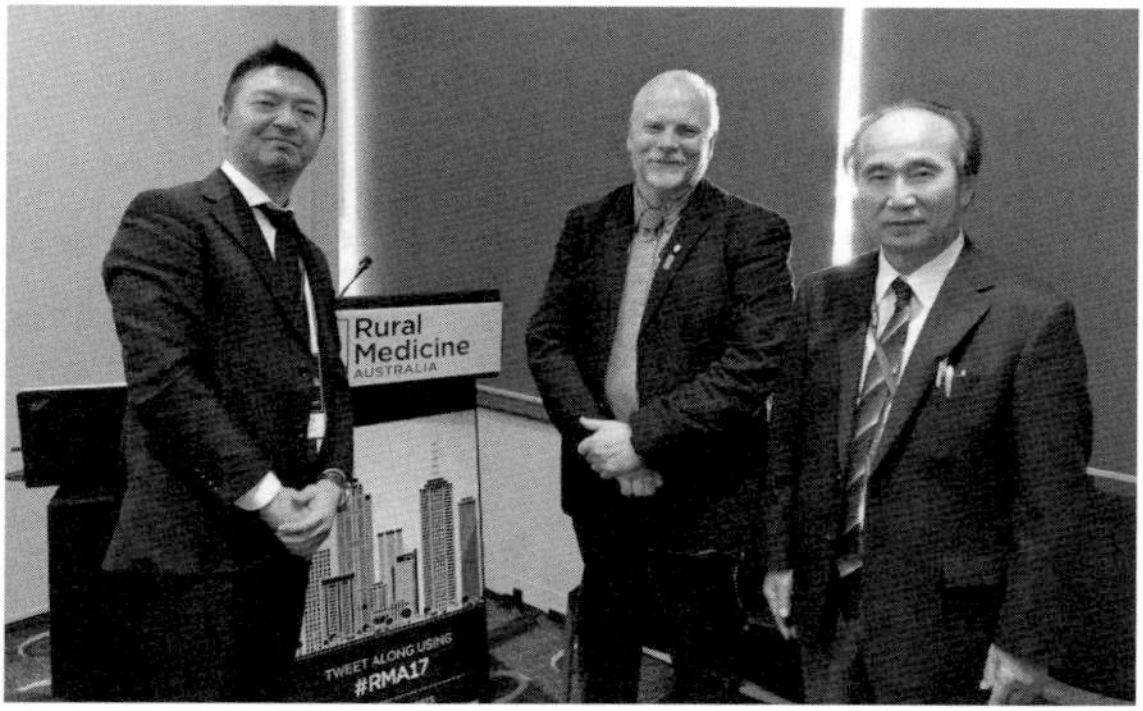

瀬戸上先生（右）とイーウェン（中央）、そして筆者

「私は昔からコネクターだと言われてきた。お互いにとって価値のある人どうしをつなぐコネクターだと。それから、日本が必要としているのは何なのか。未来につながるように引き続き教えてほしい。皆、お前の夢を実現させようと躍起になっている」

この寡黙なコネクターのおかげで、オーストラリアの、いや世界のネットワークが広がりはじめた。

それから二年半が経った二〇一七年一〇月、日本の離島医療を牽引されてきた「ドクターコトー」のモデル、瀬戸上健二郎先生とオーストラリアへき地医師会会長に就任したばかりのイーウェンが、メルボルンの学会場で対面した（写真）。

瀬戸上先生は学会のスピーチでこう語った。

「医者にとって一番の喜びは、腕を磨くこと。どこまでできるかの挑戦です。それが地域の方々の役に立てば、こんなに嬉しいことはありません。離島医療、へき地医療という面を強調せざるを得なかった点を、島の人々におわびしなければなりません。なぜなら島の人々にとって、ここは離島でもなければへき地でもありません。かけがえのない故郷なのです。島こそすべての中心であり、世界の中心なのであります。医療が都市部に比べて劣っていても仕方がない、なんてこれっぽっちも思っていません」

最後に、この場を借りて、ゲネプロの活動を陰日向でサポートしてくださっている皆様、歴代の研修生、そしてゲネプロスタッフには感謝の念を記したい。また掲載した写真はRFDS、ケア・フライトなどの機関とデニスやイーウェン、ディリップなど多くの人たちの協力を得た。また本書を執筆するにあたり真摯に伴走してくださった三輪書店の佐々木理智さま、丁寧に原稿を確認くださった新居功三さまには心よりお礼を申し上げたい。最後に家族、そして私のすべてを理解して支えてくれる妻に感謝したい。ありがとう。

離島やへき地には、医者になってよかったと思える出来事がたくさんある。本書を通じて未来を担うこれからの医療者に届けば幸いである。

二〇二〇年七月吉日　静かな海を眺めながら手打診療所にて

齋藤　学

【著者略歴】

齋藤　学（さいとう　まなぶ）

救急科専門医，プライマリ・ケア連合学会認定指導医，豪州へき地医療学会名誉会員，ジェームス・クック大学上級講師.

1974年千葉県旭市に生まれる. 2000年順天堂大学医学部を卒業後，研修医として故郷の国保旭中央病院に勤務. その後，浦添総合病院で救急部の立ち上げに関わる. 救命救急センター長を経て，離島医療に挑むも実力不足を痛感. がん医療，在宅医療を学び直す. 離島での代診医を務めた際，へき地医療を支援する仕組みの必要性を感じ，合同会社ゲネプロを設立. 2017年に「日本版離島・へき地医療プログラム」をスタート. 2020年より薩摩川内市下甑手打診療所所長.

へき地医療《ちいりょう》をめぐる旅《たび》―私《わたし》は何《なに》を見《み》てきたのだろうか

発　行　2020年8月17日　第1版第1刷©
著　者　齋藤　学
発行者　青山　智
発行所　株式会社 三輪書店
〒113-0033　東京都文京区本郷6-17-9　本郷綱ビル
☎03-3816-7796　FAX03-3816-7756
https://www.miwapubl.com
表紙デザイン　田嶋奈々子（三報社印刷 株式会社 デザイン室）
印刷所　三報社印刷 株式会社

ISBN978-4-89590-692-0 C3047